Reinhold Ruthe

Krankheiten – Signale der Seele

Reinhold Ruthe

# Krankheiten – Signale der Seele

Wie Symptome des Körpers gedeutet werden können

Brendow
VERLAG + MEDIEN

Deutsche Bibliothek – CIP-Einheitsaufnahme
Ein Titeldatensatz für diese Publikation ist bei
Der Deutschen Bibliothek erhältlich.

3. überarbeitete Auflage 2001

Einbandgestaltung: Jens Vogelsang, Aachen
Satz: Satz & Medien Wieser, Stolberg
ISBN 3-87067-896-8

# Inhalt

# Vorwort

Der Mensch ist ein unteilbares Ganzes. Seele und Körper sind miteinander verschmolzen. Keines seiner Glieder und Organe funktioniert selbstständig. Alle Teile sind miteinander durch Nerven, Blutbahnen, Empfangs- und Sendestationen verbunden.

In Verkündigung, Therapie und Seelsorge muss dieser Tatsache Rechnung getragen werden. Dieses Buch will zeigen: Gott will den *ganzen* Menschen heilen. Nicht eine leiblose Seele, die irgendwo versteckt im Körper haust, braucht Heilung. Christus will vielmehr die Seele, die den leibhaftigen Menschen vom Scheitel bis zur Sohle ausmacht, heilen.

Eine neuere Langzeitstudie über psychische Krankheiten bestätigt:

- Jeder fünfte Bundesbürger (alte Bundesländer) leidet unter einer psychischen Erkrankung.
- Die Krankheitsanfälligkeit von Frauen und Männern hat sich im Laufe der letzten Jahre angeglichen.
- Besonders Männer wenden sich ungern an einen Psychotherapeuten oder an eine Selbsthilfegruppe.
- Menschen über 65 Jahre haben die geringsten Kenntnisse über fachkundige Hilfe.
- Die Zahl der neurotischen und psychosomatischen Störungen ist erheblich gestiegen.

Viele Leiden und psycho-vegetative Regulationsstörungen überfallen uns nicht einfach, sondern setzen eine längere Leidensgeschichte voraus. Einsamkeit, Angst, Enttäuschung, Schuld, Ehrgeiz, Eifersucht und Misstrauen bahnen späteren Leiden den Weg.

Was setzt den Körper so unter Druck, dass er mit Organstörungen reagiert? Spannungen, Erregungen und Ängste werden zu Tyrannen, die den Körper bedrängen und schwache Organe beeinträchtigen.

Was will der Kranke mit seinen Symptomen den Angehörigen und der Umwelt sagen? Seelische Störungen und Fehlanpassungen treten nicht blindlings auf, sie können auch unbewusst *arrangiert werden.* Manchmal sind sie eine Folge geheimer Wünsche und verzerrter Vorstellungen. Eine Krankheit ist eine Mitteilung. Wir wollen sie nicht in erster Linie bekämpfen, wir sollen sie in erster Linie *verstehen.*

- Flieht der Mensch in die Krankheit?
- Weicht der Mensch den Anforderungen des Lebens aus?
- Benutzt er die Symptome als Mittel zum Zweck?
- Pflegt er die Krankheitssymptome, um Aufmerksamkeit zu erlangen?

Therapeutische Seelsorge versucht, den Menschen im Lichte der Bibel zu verstehen. Das heißt unter anderem: Wir *haben* keine Krankheiten, wie wir Haare auf dem Kopf haben, wir *sind* krank. Krankheiten deuten (fälschlicherweise) auf eine bestimmte Stelle im Körper hin – Kranksein meint den ganzen Menschen, der heil- und heilungsbedürftig ist.

Therapeutische Seelsorge ersetzt nicht den Arzt. Die medizinische Versorgung muss bei allen ernsthaften Funktionsstörungen beachtet werden.

Therapeutische Seelsorge will
- falsche Lebensgrundüberzeugungen aufdecken,
- ungeistliche Motive und Sünden ans Licht bringen,
- alternative Lebenseinstellungen vermitteln,
- Lebenslügen und Selbstbetrug ansprechen,
- die Maßstäbe der Bibel und Gottes Willen aufzeigen.

# I. Wie gehen wir mit Problemen um?

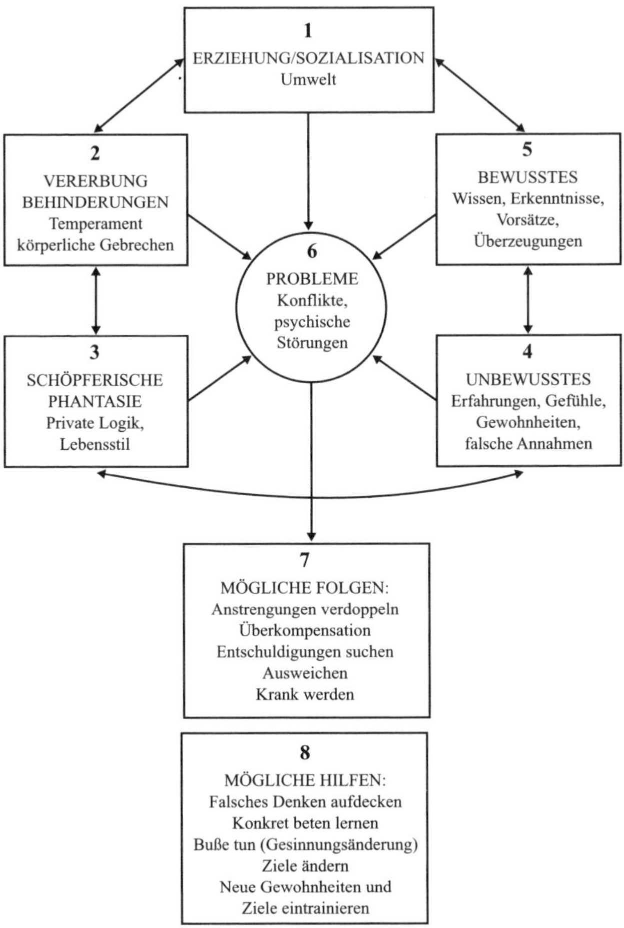

## Acht Hinweise zum Verständnis

Diese Grafik ist der Versuch, das komplizierte Zusammenspiel der wesentlichen Faktoren zu erfassen, die den Menschen kennzeichnen. Für Beratung und Seelsorge ist eine gründliche Diagnose hilfreich. Dazu acht Hinweise.

*Hinweis 1:*
Erziehung, Umwelt und Sozialisation spielen für den Lebensstil des Menschen eine große Rolle.

Kasten 1 versucht, mit diesen Begriffen die Einwirkung von außen durch Eltern, Erzieher, Geschwister, Spielgefährten und Medien zu erfassen.

Wir werden nicht in ein bestimmtes Milieu hineingeboren, das uns prägt, formt und in bestimmte Rollen zwängt. Als Kinder gestalten wir unseren Weg entscheidend mit. Wir sind immer auch aktive Mitspieler.

*Hinweis 2:*
Der Mensch ist durch Erziehung, durch Vererbung und durch das, was er daraus gemacht hat, zu verstehen.

Kasten 2 beinhaltet die *Vererbung,* die das Geschlecht, ein bestimmtes Temperament, Organschwächen und Behinderungen, aber auch spezielle Begabungen und Vorzüge festlegt.

Wie viel Prozent unserer Persönlichkeit auf Vererbung zurückzuführen sind, kann kein Mensch genau sagen. Die Vererbung ist wichtig – aber sie ist nicht alles.

*Hinweis 3:*
Die schöpferische Fantasie (Kasten 3) ist eine Gestaltungskraft im Menschen, die Vererbung, Umwelt und Erziehung als *Baumaterial* benutzt, um daraus einen eigenen Lebensstil zu entwerfen.

Das menschliche Leben ist zielgerichtet. Die schöpferische Kraft des Kindes verarbeitet und beantwortet alle Herausforderungen, lernt aus Versuch und Irrtum und entscheidet sich für Lebensgrundüberzeugungen, mit denen sie die Zukunft plant.

Der Lebensstil (Kasten 3) ist also eine Eigenschöpfung des Kindes. Er beinhaltet die Leitmotive des Denkens, Fühlens, Wollens, Lebens und Liebens. Der Lebensstil fasst die Verhaltensmuster, die Gewohnheiten, die Charakterstruktur und alle Persönlichkeitsmerkmale zusammen und drückt sie aus.

Im Lebensstil ist auch der christliche Glaube eingebunden, der durch Erziehung, gläubige Eltern, kirchlichen Unterricht und andere christliche Impulse geweckt und entwickelt und durch den Heiligen Geist zum Durchbruch kommen kann.

*Hinweis 4:*
Im Lebensstil sind Bewusstes und Unbewusstes (Kasten 4 und 5) eingebunden. Dabei handelt es sich *nicht* etwa um zwei getrennte Bereiche, die gegenläufige Ziele verfolgen. Die Interessen im bewussten und im unbewussten Bereich laufen parallel. Der Lebensstil, der die Einheit der Persönlichkeit verkörpert, spricht durch Bewusstes und Unbewusstes.

Da wir Menschen mehr, als uns lieb ist, vom Unbewussten gesteuert werden, spielen unerkannte Wünsche und Bedürfnisse, versteckte Absichten und sündhafte Fantasien eine große Rolle.

Die Bibel spricht schlicht und eindrücklich: „Denn aus dem Herzen (aus der Tiefe unserer Persönlichkeit, d. Vf.) kommen böse Gedanken und mit ihnen Mord, Ehebruch, Unzucht, Diebstahl, Verleumdung und Beleidigungen“ (Matthäus 15, 19). Es handelt sich um unverstandene Regungen unserer Persönlichkeit, die wir nicht wahrhaben wollen und die doch untrennbar mit den Leitmotiven unseres Selbst verknüpft sind.

*Hinweis 5:*

Wenn der Mensch durch den Heiligen Geist zum Glauben an Christus kommt, spiegelt auch der christliche Glaube in all seinen Äußerungsformen diesen Lebensstil wider. Der Glaube ist immer auch Spiegelbild *dieses* Menschen, mit *seinen* Wertvorstellungen, mit *seinen* Verhaltensmustern, mit *seinen* Angewohnheiten, Schwächen und Stärken.

Alle Erfahrungen des bisherigen Lebens (positive und negative Erlebnisse der Vergangenheit, gute oder schlechte Beziehungen zu Eltern und Geschwistern) hat der Heranwachsende kreativ verarbeitet und in seinen Lebensstil eingebaut.

Da wir Menschen Sünder sind und irren können, werden auch destruktive Verhaltensmuster, irrige und böse Strategien verwendet, um das Leben zu meistern. Im Zusammenspiel mit den genannten Faktoren können deswegen Störungen und Krankheiten auftreten.

*Hinweis 6:*

Die Grafik macht deutlich, dass Probleme, Konflikte und psychische Störungen (Kasten 6) in der Regel nicht nur *eine* Ursache haben, sondern dass die Inhalte in den Kästen sich wechselseitig beeinflussen.

Ein kompliziertes Zusammenspiel – das machen die Pfeile deutlich – ergibt die körperlichen und seelischen Schwierigkeiten im Menschen.

Wir dürfen daher auch nicht *einseitig* von gestörtem Glauben, *einseitig* von Erziehungsproblemen, *einseitig* von Körperkrankheiten und so weiter sprechen.

Der *ganze* Mensch wird jeweils in Mitleidenschaft gezogen. Christus will, dass der *ganze* Mensch Heil und Heilung erfährt.

*Hinweis 7:*
Was macht der Mensch, wenn er psychische Probleme und psychosomatische Krankheiten aufweist? (Kasten 7) Es gibt unzählige Wege und Strategien, die er benutzt, um damit fertig zu werden – konstruktive und destruktive, geistliche und ungeistliche.

Der Lebensstil (also die Summe der Lebensgrundüberzeugungen, die ein Mensch sich zugelegt hat) verrät, wie er das Leben meistert, ob er aktive oder passive, glaubensgemäße oder glaubensverneinende Muster benutzt:

- Er kann seine Anstrengungen verdoppeln, seinen Ehrgeiz steigern und gegen die Symptome ankämpfen.
- Er kann sie verleugnen, verdrängen und überspielen.
- Er kann sich herausreden und Entschuldigungen suchen, um vor Menschen und vor Gott bestehen zu können.
- Er kann in Krankheiten fliehen, in körperliche und seelische Zusammenbrüche, die er unbewusst herbeigeführt hat.

*Hinweis 8:*
Der Christ kann (Kasten 8) seinen Lebensstil unter die Lupe nehmen, um vor Gott seine irrigen Ziele und sündhaften Fehlverhaltensmuster kennen zu lernen.

„Durchforsche mich, Gott, sieh mir ins Herz, prüfe meine Wünsche und Gedanken! Und wenn ich in Gefahr bin, mich von dir zu entfernen, dann bring mich zurück auf den Weg zu dir“. Diese Psalmworte (139, 23.24) sind ein hilfreicher Anstoß, eine gründliche Selbsterforschung zu betreiben, die ungeistliche Motive und eine falsche Gesinnung offenbaren.

Oft ist ein Seelsorger notwendig, der die blinden Flecken

des Betroffenen erkennt, den fehlerhaften Lebensstil des Ratsuchenden deutet und eine Gesinnungsänderung in die Wege leiten kann.

Ständig erliegen wir der Gefahr, dass wir uns selbst belügen und unsere störenden Symptome bagatellisieren oder verdrängen. Ein therapeutischer Berater kann dies aufdecken. Die Gesinnungsänderung ist ein Geschenk des Heiligen Geistes – wenn wir sie ernsthaft *wollen.*

„Lasst euch vielmehr im Innern von Gott umwandeln. Lasst euch eine neue Gesinnung schenken, dann könnt ihr erkennen, was Gott von euch will. Ihr wisst dann, was gut und böse ist und was Gott gefällt“ (Römer 12, 2).

# II. Seele meint den ganzen Menschen

Leib und Seele sind nur verschiedene Aspekte des einen Menschen. Es gibt kein Lebendigsein ohne den Leib. Man kann nicht den Leib von der Ganzheit des Menschen trennen, um die „reinen Teile“, also Geist und Seele, zurückzubehalten.

- Mensch sein heißt *Leib sein,*
- Mensch sein heißt *Seele sein,*
- Mensch sein heißt *Geist sein.*

In der Schöpfungsgeschichte heißt es unmissverständlich: „Und Gott der Herr machte den Menschen aus einem Erdenkloß, und er blies ihm ein den lebendigen Odem in seine Nase. Und also ward der Mensch eine lebendige Seele“ (1. Mose 2,7). Was heißt das?

- Der lebendige Odem wurde dem Menschen nicht in einen bestimmten Körperteil eingehaucht.
- Die Seele sitzt nicht in einem unerklärlichen Teil unserer Persönlichkeit.
- Der Mensch ist die lebendige Seele, und zwar vom Scheitel bis zur Sohle.

Nicht umsonst spricht das Alte Testament von Seelen, wenn sie Menschen meint. Die alte Luther-Übersetzung formuliert: „Und Gott sprach, das ist ein Zeichen des Bundes, den ich geschlossen habe zwischen uns und allen lebendigen Seelen ...“ (1. Mose 9,12).

Dieser ganzheitliche Begriff hat sich bis in unsere Zeit hinein erhalten. Wir sagen: Der Ort hat 300 Seelen. Selbstverständlich ist hier nicht von körperlosen Wesen die Rede, sondern von Menschen aus Fleisch und Blut.

Die Bibel kennt keinen Dualismus von Leib und Seele. Beides gehört zusammen, denn körperliche Krankheiten werden hier stets auch als Störungen der Seele verstanden als Folge der Heillosigkeit unserer Welt.

Der Begriff „Seele“ (hebräisch = *nefesch*, griechisch = *psyche*) bezieht sich in der Bibel stets auf den ganzen Menschen, in allen Aspekten seines Lebens.

„Denn wer sein Leben (*psyche*) retten will, wird es verlieren ...“ (Matthäus 16, 25).

## Die Seele in Sprichwörtern

Der Mensch wird in seinem Seele-Sein von unterschiedlichen Gefühlen bewegt. Er wird

– von *Verzweiflung* gequält,
– von *Trauer* niedergedrückt,
– von *Hass* überwältigt,
– von *Ehrgeiz* heimgesucht,
– von *Freude* übermannt und
– von *Wut und Zorn* angestachelt.

Im Denken, Fühlen und Handeln reagiert der Mensch in und mit allen Gliedern. Das Seelenleben spielt in unserer Umgangssprache eine große Rolle. Seelisches wird in Sprichwörtern und Alltagsformulierungen gekennzeichnet.

Viele Redensarten bringen unser Seele-Sein zur Sprache:

- „Er hat seine Seele ausgehaucht.“
- „Nun hat die liebe Seele ihre Ruhe.“
- „Er hat seine Seele dem Teufel verschrieben.“
- „Zwei Menschen sind ein Herz und eine Seele.“
- „Das ist eine Seele von Mensch.“
- „Er hat mir das auf die Seele gebunden.“
- „Er hat eine durstige Seele.“
- „Das ist ein seelenloser Mensch.“
- „Alkohol ist ein gefährlicher Seelentröster.“
- „Der Ort hat 300 Seelen.“
- „Lobe den Herrn, meine Seele!“

## Seelisch krank?

Es ist heutzutage üblich, von seelisch bedingten Störungen und Krankheiten zu sprechen.

Wir hören:

- „Das ist typisch seelisch!“
- „Ganz eindeutig psychisch.“
- „Der Mann/die Frau ist seelisch krank.“

Wenn wir nach biblischem Maßstab den Menschen jedoch ganzheitlich sehen, sind solche Bezeichnungen irreführend. In Wirklichkeit ist es nicht möglich, zwischen seelischen und körperlichen, zwischen psychischen und somatischen Symptomen eine klare Trennungslinie zu ziehen. Schlichte Beispiele machen das deutlich.

Wenn Sie Angst haben – und Angst ist in erster Linie ein so genanntes „psychisches Symptom“ –, dann reagiert der gesamte Organismus. Frederic Vester beschreibt in einem seiner Bücher, welche Reaktionen Angst hervorruft:

„Eine Assistentin hatte sich für ein Experiment zur Verfügung gestellt. Sie wusste nicht, was ihr ‚blühte'. Das Studio war verdunkelt und sie wurde in einen typischen Angstzustand versetzt. Die körperliche Folge der Reaktion wurde gemessen. Sie war an ein EKG angeschlossen, der Blutdruck wurde kontrolliert und der Effekt der Nebennieren auf Herz und Kreislauf auf einem Schreiber registriert. Die Fettwerte des Blutes in der Angstreaktion wurden mit Kontroll-Blutproben verglichen. An einem Stahldraht befestigt, ließ man von der Decke im zunächst verdunkelten Raum eine lebende Riesenkrabbe von den Karibischen Inseln herunter. Ein aufgeblendeter Scheinwerfer machte das Tier sichtbar. Die Assistentin schrie wie am Spieß. Sie hatte so ein Tier noch nie in ihrem Leben gesehen. Auf dem Messstreifen wurde der Schock der Frau markiert. Die Gehirnwellen änderten sich schlagartig. Der Herzschlag hatte sich nach dem Schock radikal verändert. Der Puls war beschleunigt. Der Blutdruck war in kurzer Zeit von 120 zu 60 auf 180 zu 100 angestiegen. Die Adrenalinausschüttung durch die Nebennieren, die ebenfalls durch die Schockreaktion in Gang gesetzt wurde, bewirkte den Anstieg des Fettsäuregehaltes um 24 Prozent. Der Hautwiderstand war abgesunken und eine erhebliche Schweißabsonderung hatte durch die Angstzustände stattgefunden. Deutlich wird: Jede seelische Reaktion wie Angst, Wut und Depression äußert sich über den Körper."[1]

Ein zweites eindrucksvolles Beispiel, das Erwartungsängste spiegelt, las ich bei Elisabeth Lukas, einer Schülerin von Viktor E. Frankl:

„Im großen Stil wurden derartige gefährliche Erwartungsphänomene unter anderem von dem israelischen Arzt Paul Schuger untersucht, der über ein Vorkommnis in Westjordanien zu berichten weiß, welches sogar die Weltgesundheitsorganisation in Genf beschäftigt hat. Begonnen hatte es damit, dass zwei Mädchen in einer Schule in Ohnmacht fielen.

Irgendjemand gab daraufhin das unheilvolle Gerücht raus, das Trinkwasser sei vergiftet. Binnen weniger Tage mussten 946 Mädchen aus dieser Schule wegen Übelkeit und Leibschmerzen in Krankenhäuser eingeliefert werden, wo die Blut- und Urintests ergaben, dass sie kerngesund waren. Die Erwartung der Krankheit allein hatte genügt, die dazugehörigen Beschwerden zu erzeugen, obwohl das Trinkwasser tadellos war."[2]

Beide Beispiele zeigen, wie irreführend die Begriffe „psychisch krank" oder „somatisch krank" sind. Leib und Seele sind untrennbar miteinander vereint. Wir dürfen sie uns nicht als abgrenzbare Bereiche vorstellen.

## Viele Krankheiten sind „nur" Symptome

Diese Überschrift ist für viele Ärzte eine Herausforderung. Sie behandeln nach ihrer Vorstellung nicht Symptome, sondern Krankheiten. Ihr Wissen ist so spezialisiert, dass sie die verschiedenen *Krankheitssymptome* glänzend klassifizieren können. Aber mit den unzähligen Krankheiten haben wir *die* Krankheit des Menschen aus den Augen verloren. Krankheitssymptome sind in der Regel nicht die Krankheit selbst.

Was sind Krankheitssymptome?

- Symptome sind Signale, die der Organismus aussendet;
- Symptome sind Kontrolllämpchen, die aufleuchten und anzeigen, dass etwas fehlt;
- Symptome sind Anzeichen für eine tief liegende Störung;
- Symptome sind Hinweise, unseren Lebensstil zu hinterfragen;
- Symptome sind Alarmzeichen, die die Persönlichkeit als Ganzes herausfordern;

- Symptome sind der sichtbare Ausdruck eines unsichtbaren Prozesses;
- Symptome können Denkzettel Gottes sein, unser Un-Heil zu bedenken;
- Symptome sollen darum nicht verhindert, sondern verstanden werden.

Der Mensch will sich nicht stören lassen. Darum beginnt er, das Symptom zu bekämpfen. Ein gutes Beispiel dafür ist das *Fieber.* Es ist die Notwehrreaktion des Körpers gegen eine Infektion. Wie schnell lassen sich Fieberkranke dazu verleiten, mit starken Antibiotika solche wichtigen Symptome zu unterdrücken. Fieber ist ein Hinweis, dass der Organismus auf Hochtouren läuft, um einen feindlichen Angriff niederzuschlagen. Fieber ist eine gesunde Reaktion auf eine tief sitzende Störung.

Wenn uns Krankheitssymptome befallen, ist es hilfreich, einige konkrete Fragen zu stellen. Symptome sind Herausforderungen Gottes. Wenn nichts in unserem Leben ohne Gott geschieht, dann sind die folgenden Fragen Denkanstöße, die Aufforderung des 139. Psalms ernst zu nehmen: „Durchforsche mich, Gott, sieh mir ins Herz, prüfe meine Wünsche und Gedanken! Und wenn ich in Gefahr bin, mich von dir zu entfernen, dann bring mich zurück auf den Weg zu dir“ (Psalm 139, 23.24).

## Fragen zum Nachdenken

*Frage 1: Was geschah beim Auftauchen des Symptoms?*

- Was geschah zu der Zeit *in* Ihnen? Gab es Probleme, belastende Ereignisse?
- Hatten Sie Ärger im Beruf oder in der Familie?

- Gab es *äußere* Ereignisse, die Sie beunruhigten und unter Druck setzten?
- Mit welchen Schwierigkeiten waren Sie beschäftigt?
- Können Sie sich vorstellen, dass diese Begebenheiten mit den Symptomen in Verbindung stehen können?

*Frage 2: Versuchen Sie, die Sprache des Symptoms zu entziffern!*
Viele Krankheiten und Funktionsstörungen bringen etwas zur Sprache. Und das ist wörtlich zu verstehen. Unsere Sprache verbalisiert psychosomatische Reaktionen. Sie formuliert psychische Schwierigkeiten und verbindet sie mit körperlichen Begleitsymptomen.

- „Was ist Ihnen auf den Magen geschlagen?“
- „Was hat Sie in Wallung gebracht beim Bluthochdruck?“
- „Welche Kröten haben Sie schlucken müssen?“
- „Wovon haben Sie die Nase voll?“

Der Körper drückt oft aus, was der Mensch sich nicht eingestehen und nicht aussprechen will.

*Frage 3: Wozu zwingt uns das Symptom?*
Symptome können unsere Unvernunft bremsen. Sie korrigieren Einseitigkeiten und bringen tief verwurzelten Kummer zur Sprache. Sie zwingen uns, kürzer zu treten.

Hier einige Beispiele, an denen das deutlich wird:

- Der Über-Ehrgeizige wird durch Kreislaufstörungen und Herzattacken zur Ruhe gezwungen.
- Der Gehetzte muss durch Rheumatismus langsamer treten.
- Der Alleinverantwortliche, der unter Migräne leidet und sich den Kopf zerbricht, muss abgeben.

- Der Mensch mit einem Halswirbel-Syndrom muss zu viel Verantwortung, die er sich aufgebürdet hat, abwerfen.

Ich denke an eine depressive Frau. Ihre Depression spiegelt eine große Bitterkeit und Wut wider, die sie jahrelang wortlos geschluckt hat.

Ihr Vater, der einen einsam gelegenen kleinen Bauernhof bearbeitet, hat sie immer wieder sexuell missbraucht und sie unter Todesandrohung zum Schweigen verurteilt. Die Depression als Symptom ist der stumme Schrei eines hilflosen und verzweifelten Menschen.

Das Depressions-Symptom zeigt außerdem, wie problematisch Tabletten sind, wenn die Seele in der Tiefe keine Heilung erfährt. Antidepressiva sind in diesem Falle Symptom-Make-up. Sie verdecken das eigentliche Leid und verschlimmern auf Dauer die Depressionen.

*Frage 4: Was wollen wir mit den Symptomen vermeiden?*
Krankheitssymptome können sich einstellen, um unsere unbewussten und unverstandenen Ziele zu realisieren. Sie treten unter Umständen wunschgemäß auf. Es ist, als hätten wir sie herbeigerufen. Folgende Aussprüche sind uns sicher nicht unbekannt:

- „Die Grippe kam wie gerufen!“
- „Die Infektion meldete sich wie bestellt!“
- „Der Unfall nahm mir die Entscheidung ab.“

Ich habe lange Zeit eine Ratsuchende betreut, die mit einer hysterischen Blindheit in die Beratung kam. In einem der Gespräche ließ sie unbeabsichtigt den Satz fallen: „Ich war blind vor Wut!“

Ihr Mann ging ständig fremd. Gemeinsam hatten sie einen Betrieb, der von beiden aufrecht erhalten werden musste. Die Frau kniff immer ihre Augen zu, wenn ihr über die ehebrecherischen Aktivitäten ihres Mannes berichtet wurde. Sie konnte das lieblose Treiben ihres Gatten nicht mehr mit*ansehen.* Mit Leib und Seele wehrte sie sich und „flüchtete“ in eine hysterische Blindheit. Im Fachjargon heißt das „Konversions-Neurose“, d. h., ein schweres psychisches Problem drückt sich körperlich aus, es konvertiert, es schlägt um ins Organische.

Leib und Seele sind eine Einheit. Denken, Fühlen, Planen, Fantasien, Vorstellungen, Ängste und Befürchtungen spielen sich nicht nur im Kopf ab. Sie haben eine gleitende Beziehung zu allen Gliedern. Kein Teil des gesamten Organismus bleibt ausgespart.

## Wenn der Arzt missbraucht wird

Viele Christen „missbrauchen“ den Arzt. Sie kommen mit falschen Erwartungen zu ihm. Woher kommt das? Für ihr christliches Leben gibt es nur eine Priorität: *das Geistliche.* In ihren Augen sind Seelisches und erst recht Körperliches Nebensache. Sie sind tragischerweise mit dem Geistlichen verknüpft, haben aber nichts miteinander zu tun.

Griechisches und heidnisches Denken, das dem christlichen Glauben diametral entgegenläuft, hat auch die Vorstellungen vieler Christen geprägt und wird auch von ihnen gelebt.

Der Seelsorger hat es mit Glaubensfragen zu tun und ist kein Psychotherapeut, dem man seelische Probleme anvertrauen kann.

Der Arzt ist für alle körperlichen Belange zuständig. Spannungen, Gereiztheit, Nervosität, Konzentrationsmangel können mit chemischen Stoffen gemildert und beseitigt werden. So stellen sich viele Christen die verschiedenen Lebensbereiche vor. Mit einem Medikament möchten sie den „Fall“ abtun. Mit Pillen möchten sie die Frage nach der Tiefe ihres Un-heil-Seins betäuben. Aber lebenswichtige Fragen lassen sich nicht mit Tabletten beantworten. *Ärger* darf nicht mit Medikamenten ausgelöscht werden. Sie dämpfen, blockieren und unterdrücken existenzielle Fragen.

- Was drücken wir mit Ärger aus?
- Was richten wir mit Ärger bei unseren Mitmenschen an?
- Was wollen wir mit Ärger bezwecken?
- Wovor fliehen wir?
- Was schlucken wir?
- Was ist geistlich ungeklärt?

*Anfechtungen* – wie zum Beispiel Neid, Rechthaberei, Empfindlichkeit, Streitsucht usw. – werden nicht als geistliche Probleme wahrgenommen. Der Arzt soll die Spannungen mit Tabletten dämpfen. Aber Anfechtungen sind geistliche Symptome, die mit geistlichen Mitteln bearbeitet werden müssen.

Anfechtungen können zu Schlaflosigkeit führen. Sie können panische Ängste und Bluthochdruck verursachen. Da wir Christus *ganz* gehören, wollen wir uns ihm auch *ganz* zur Verfügung stellen, damit er unseren Glauben und unser Denken durchleuchten kann.

*Konflikte* können nicht mit chemischen Substanzen gemildert oder aufgelöst werden. Konflikte spiegeln, wie das Wort sagt, Zusammenstöße im Inneren und im Zwischenmenschlichen wider. Konflikte, die auch Kopf, Kreislauf, Herz, Magen und Darm in Mitleidenschaft ziehen können, müssen *ganzheitlich* bearbeitet werden. Tabletten, die Herz und Kreislauf beruhigen sollen, sind Symptomkosmetik. Konflikte fordern heraus, sich selbst in Frage zu stellen und den eigenen Lebens- und Glaubensstil zu überprüfen. Konflikte beinhalten *Lebens- und Glaubensfragen.* Darum können gezielt einige Fragen lauten:

- Will ich mit Konflikten meinen Herrschaftsanspruch in Ehe und Familie demonstrieren?
- Will ich mit Konflikten mein Gegenüber gefügig machen?
- Will ich mit Konflikten meinem Nächsten die Schuld zuschieben?

*Schmerzen* werden viel zu schnell mit Tabletten zum Schweigen gebracht. Dabei sind Schmerzen lebenswichtige Signale, die uns zeigen, dass mit unserer ganzen Persönlichkeit etwas nicht stimmt. Schmerzen sind kein lokales Problem im Menschen. Sie verraten, dass die Gesamtlebenseinstellung überprüft werden muss. Wie wichtig das ist, lesen wir bei Paulus: „Wisst ihr nicht, dass euer Körper der Tempel des Heiligen Geistes ist? Gott hat euch seinen Geist gegeben, der jetzt in euch wohnt. Darum gehört ihr nicht mehr euch selbst. Gott hat euch als sein Eigentum erworben. Macht ihm also Ehre durch die Art, wie ihr mit eurem Körper umgeht“ (1. Korinther 6, 19.20).

Wie wir mit unserem Leib umgehen, ist keine nebensächliche Frage. Es ist eben nicht unser Privatvergnügen, wie wir uns ernähren oder ob wir durch Sport den Körper gesund erhalten. Ob wir unseren Körper pflegen, schonen und auf ihn achten, ist eine Frage der Ehre Gottes. Der Körper ist kein notwendiges Übel, das wir gedankenlos ausbeuten dürfen. Der Heilige Geist wohnt in einem Tempel und wir haben als Christen kein Recht, ihm eine ungepflegte Notunterkunft zur Verfügung zu stellen.

# III. Krankheiten *haben* und krank *sein*

Das ist kein Spiel mit Worten, sondern ein existenzieller Unterschied. Viele Menschen formulieren:

- „Die Frau *hat* eine Krankheit."
- „Der Mann *hat* einen kranken Magen."
- „Das Kind *hat* eine kranke Lunge."
- „Der Arbeitskollege *hat* ein krankes Auge."
- „Der Nachbar *hat* ein krankes Herz."

Wir gehen davon aus, dass eine Krankheit irgendein Organ befällt und damit genau lokalisiert werden kann. Der gesamte übrige Mensch ist gesund, nur eine „faule" Stelle gibt es – wie beim Apfel. Dieses Denken entspricht jedoch nicht dem Bild vom ganzen Menschen.

## Die Bedeutung des Krankseins

Viele Menschen, auch Christen, betrachten vergiftete Nahrungsmittel, Luft- und Wasserverschmutzung, übergroße Lärmbelästigung, Verkehrs- und vor allem Arbeitsstress als Krankheitsursachen. Diese Faktoren sind nicht unwichtig, aber wo bleibt unsere persönliche Verantwortung? Wir suchen die Ursache *im Körper,* der unerklärlich und geheimnisvoll mit Krankheitssymptomen reagiert.

Wir sprechen von
... Stoffwechselstörungen,
... Hirnanomalien,
... Übersäuerung des Magens,
... Bluthochdruck,
... Nervenentzündungen,
... Verstopfung.

Hinzu kommt, dass die Krankheiten nur unter dem Gesichtspunkt des *Funktionierens* beurteilt werden.

- Das Herz *funktioniert* nicht mehr richtig,
- die Leber *funktioniert* schlecht,
- der Darm *funktioniert* träge,
- die Schilddrüse *funktioniert* überstark.

Auch in den Kliniken wird häufig dieser Anschauung Vorschub geleistet. Auf Station 3 liegen die „Magenkranken", auf Station 1 die „Herzkranken", in Zimmer 400 die „Lungenkranken" und am Ende des Flurs die „Hautkranken". Und wie gehen wir mit diesen Symptomen um? Wir gehen zum Arzt und lassen die *Anzeichen* der Krankheit behandeln:

- Wir schlucken Tabletten.
- Wir streben eine Kur an und lassen unseren Körper therapieren.
- Wir stellen die Nahrung um und essen fettärmer.
- Wir treiben Sport und gehen schwimmen.

Ist das schlecht und abwegig? Nein. Aber es sind *einseitige* Behandlungswege. Die Krankheit soll behoben, das alte Lebenskonzept aber beibehalten werden. Sport und Schwimmen sollen den Körper wieder fit machen, damit beispielsweise der nie endende Ehrgeiz wieder neu befriedigt werden kann.

Christen neigen oft dazu, so zu tun, als hätten Krankheiten nichts mit unseren Lebensgrundüberzeugungen zu tun. Viele sehen die Krankheit auch als Strafe Gottes an. Jesus hat diese „Logik“ nicht bestätigt. Selbst seine Jünger waren verunsichert und spiegelten das Denken der damaligen Zeit wider. „Herr: Hat er (der Blindgeborene) oder haben seine Eltern gesündigt, dass er blind geboren wurde?“ (Johannes 9, 2). Was Jesus darauf antwortet, korrigiert die alttestamentliche Auffassung, dass Krankheit und Not Folgen einer persönlichen oder kollektiven Schuld seien. Jesus stellt klar: „Weder er noch seine Eltern, es sollten an ihm offenbar werden die Werke Gottes“ (Johannes 9, 3).

Gott straft nicht, sondern er handelt am Menschen. Ein nicht funktionierender Organismus reagiert gesund und richtig und macht auf das Kranksein des Menschen aufmerksam. Viele Symptome bedeuten, dass im Menschen etwas nicht stimmt, dass er von verkehrten Wegen umkehren muss. Krankheiten und Nöte spiegeln das Unheil des Menschen. Kranksein ist eine existenzielle Frage.

Kranksein offenbart unser ganzheitliches Heilungsbedürfnis. Darum fragt die therapeutische Seelsorge:

- „Was will dir dein Leiden aufzeigen?“
- „Welche Deutung gibst du deinen Störungen?“
- „Weißt du, was dir fehlt?“

Der Theologe und Psychotherapeut Jörg Müller formuliert: „Jede Störung im sozialen, seelischen, körperlichen Bereich muss als normale, sinnvolle Reaktion beachtet werden: als normale Reaktion auf eine abnorme, theologisch gesprochen, sündhafte Aktion. Nehmen wir als Beispiel den Kopfschmerz. Er ist weit verbreitet und trägt wesentlich zum enorm hohen Schmerzmittelkonsum bei. Welche Bedeutungen kann er haben? Er ist Symptom eines dickköpfigen Charakters, der mit dem Kopf durch die Wand will. Er ist der Ausdruck eines übertriebenen Ehrgeizes, dem irgendein Ziel zu Kopf gestiegen ist."[1]

Therapeutische Seelsorge will die Ursache des Krankseins angehen. Das Kranksein beinhaltet
... ein verzerrtes Gottes- und Glaubensbild,
... Misstrauen Gott gegenüber,
... verzweifelte Verdammungsangst,
... eine tief sitzende Selbstwertstörung,
... eine ungeistliche Leistungsfrömmigkeit,
... einen Hang zur Verantwortungslosigkeit,
... die Angst, dem Leben nicht gewachsen zu sein,
... eine unverbindliche Lebenshaltung.

Haben wir den Mut, unsere Krankheiten zu hinterfragen? Oder dämpfen wir mit Schmerzmitteln und anderen Medikamenten die Symptome, die etwas zur Sprache bringen wollen, die etwas bedeuten? Noch einmal Jörg Müller: „Die eigentliche Wunde bleibt stets die gestörte oder fehlende Beziehung des Menschen zu seinem Schöpfer. Sie ist die Ursache des privaten wie kollektiven Unheils in der Welt. Um diesen Zusammenhang deutlich zu machen, ist Jesus auf die Erde gekommen. ‚Seid vollkommen wie euer Vater im Himmel!' (Matthäus 5, 48). Gemeint ist: Seid ungeteilt! Ihr könnt nicht Gott und dem Mammon dienen! Ihr könnt euch nicht mit faulen Kompromissen einen behaglichen Glaubensbungalow schaffen, frei von sozialer Verantwortung bei regelmäßigem Kirchgang. Wer Gott lieben will, zugleich aber dem Nachbarn dauernd eins auswischen möchte; wer eine kalkulierte Mittelmäßigkeit im Glauben lebt, erkrankt. Seine Krankheit ist lediglich spürbarer Ausdruck einer verborgenen defekten Gottesbeziehung."[2]

## Ist Krankheit ein Segen?

Der hebräische Ausdruck, der in unseren Bibelübersetzungen des Alten Testamentes mit „Krankheit“ wiedergegeben wird, umfasst ein breites Spektrum. Was wird hier alles mit Krankheit umschrieben?

- Krankheit beinhaltet körperliche Schwäche.
- Krankheit meint fehlende Lebenskraft.
- Krankheit wird als Müdigkeit und Erschöpfung interpretiert.
- Krankheit umfasst jedes körperliche und seelische Leiden.
- Krankheit bedeutet auch Hoffnungslosigkeit und Resignation.
- Krankheit schließt auch Kränkungen und seelische Verwundungen ein.

Die ganze Palette menschlicher Nöte, Schwächen und Leiden kommt hier zur Sprache. Müssen wir sie denn stumm erdulden?

Wenn wir der Botschaft des Neuen Testamentes folgen, gehören sowohl Krankenheilung als auch Verkündigung zum *Kern* des christlichen Auftrags. Nun halten nicht wenige den Gedanken, dass Krankheit Segen beinhalte, für einen zentralen biblischen Gesichtspunkt.

Das andere Extrem vertreten einige charismatische Gruppierungen, die glauben, Gott wolle *jeden* Menschen von Krankheiten heilen. Krankheit *kann* zum Segen werden. Das wissen viele erst im Nachhinein. Aber das ist nicht grundsätzlich so.

Der Theologieprofessor Adolf Köberle kommentiert: „Krankheit, die bei einem Menschen bleibt, muss nicht in jedem Fall Ausdruck von Kleinglauben und Unglauben sein.

Es kann dahinter sehr wohl auch eine göttliche Bestimmung, eine göttliche Erziehungsmaßnahme, ja sogar eine göttliche Auszeichnung stehen. Dem natürlichen Empfinden des Menschen wird es immer schwer fallen, eine solche Würde zu bejahen und anzunehmen. Zweifellos aber gibt es Beispiele genug, wie gerade die Art und Weise, mit der das Kreuz und Leid getragen wurde, zu einem besonderen Segenszeugnis für die ganze Umgebung geworden ist."[3]

Aber auch das andere gilt: Krankheit ist vom Bösen. Die Menschheit leidet bis heute an einer ursprünglichen sündhaften Situation, an der „Erbsünde", wie die meisten Theologen formulieren, aus der sich niemand aus eigener Kraft befreien kann. Wir leben in einer gefallenen Welt, zu der Krankheiten, Altwerden und Tod gehören. Aus unserer Schuld Gott gegenüber sind Schwäche, Ohnmacht und Krankheit entstanden.

Jesus ist in die Welt gekommen,
... um uns zu retten,
... um uns zu befreien,
... um uns von den Auswirkungen der Sünde zu entbinden,
... um Krankheiten als Folge der Sünde zu heilen.

Jesus ist in die Welt gekommen, um sich der kranken Menschen anzunehmen. Er hat den Kampf mit den zerstörerischen Kräften aufgenommen. Er will den Mächten der Finsternis die Opfer entreißen. Die Evangelien berichten übereinstimmend, dass die Kraft zu befreien und zu heilen auf die Jünger und damit auf seine Nachfolger übertragen wurde: „Jesus rief die zwölf Jünger zusammen und gab ihnen Kraft und Vollmacht, alle bösen Geister auszutreiben und Krankheiten zu heilen. Er sandte sie aus mit dem Auftrag: ‚Verkündet, dass Gott jetzt seine Herrschaft aufrichten und sein Werk vollenden will, und heilt die Kranken'" (Lukas 9,1+2).

Haben wir diesen Auftrag vergessen?

Fehlt uns der *Glaube*, die Botschaft Jesu in die Tat umzusetzen?

# IV. Die leib-seelischen Zusammenhänge von Leiden, Krankheit und Tod

Es ist mittlerweile allgemein bekannt, dass seelische Probleme, Nervosität und Störungen des so genannten sympathischen Nervensystems verschiedene Krankheiten und Leiden – ja selbst den Tod – zur Folge haben können.

Als ich vor kurzem in einer Ausgabe der Illustrierten „Stern“ blätterte, fiel mir eine Artikelserie auf: „Die großen Krankheiten unserer Zeit.“ Diese Nummer behandelte die „vegetative Dystonie“. In einigen fett gesetzten Zeilen hieß es: „Von hundert Menschen, die heute mit Herzbeschwerden, Kopfschmerzen oder Angstgefühl zum Arzt gehen, haben mindestens fünfzig keine organischen Schäden, sondern leiden an ‚vegetativer Dystonie‘. Was ist das? Eine Modekrankheit oder ein eingebildetes Leiden oder ein Symptom unserer Unrast?“

## Modekrankheit: vegetative Dystonie

Viele Fachleute behaupten in der Tat, dass bei 50 von 100 Personen, die heute wegen Herzbeschwerden, Kopfschmerzen, Abgeschlagenheit, schlechtem Schlaf, Magen-Darmstörungen, Verstopfung, depressiver Verstimmung, Licht-, Lärm- und Wetterempfindlichkeit, Schwindel und Allergien den Arzt aufsuchen, keine speziellen organischen Schäden vorliegen, sondern psycho-vegetative Störungen im Spiel sind. Viele Ärzte sind der Meinung, die vegetative Dystonie sei eine leere und substanzlose Diagnose. Was ist mit ihr gemeint?

Die vegetative Dystonie ist eine Störung im Gleichgewicht unseres so genannten sympathischen Nervensystems, das aus dem Sympathicus und dem Parasympathicus besteht. Beide Nervensysteme sind nicht unserem Willen unterworfen. Was der Sympathicus beschleunigt, verlangsamt der Parasympathicus. Normalerweise arbeiten sie in einem ausbalancierenden Gleichgewicht, sodass die Lebensvorgänge wie Atmung, Kreislauf, Stoffwechsel und Drüsentätigkeit gesteuert sind.

Besonders enge Verbindungen bestehen zwischen dem vegetativen Nervensystem, den inneren Sekret-Drüsen (zum Beispiel der Hirnanhangdrüse, der Schilddrüse, der Nebenniere) und seelischen Vorgängen. Überall in den Wandungen der Hohlorgane (Magen, Darm, Blase, Gebärmutter, Herzkranzgefäße) und auch in der Haut sind empfindliche Antennen für feinste Reize vorhanden. Diese Antennen leiten alle Impulse, die sie aufnehmen, an die Zentrale des vegetativen Nervensystems, das Zwischenhirn, weiter. Wie in einem Computer werden die Impulse gespeichert, verarbeitet und in Form von Befehlen an die einzelnen Organe weitergegeben.

Allerdings, und das ist die Schwierigkeit, können wir dieses vegetative Nervensystem nicht willentlich steuern. Die Störungen können also von einem erkrankten Organ selbst kommen, sie können aber auch – und das steht wohl heute außer Frage – seelische Ursachen haben.

## Krankheit als Schicksal?

Wenn wir das Wort Schicksal hören, denken wir an die geheimnisvollen Mächte, die aus den Bereichen Natur und Geschichte täglich auf unser Leben einwirken, und zwar von Geburt an.

Spielt dieses geheimnisvolle Schicksal mit uns Katz und Maus? Ist das Schicksal unabänderliches Gesetz, ist alles in uns programmiert? Ist es ein Neutrum, eine unpersönliche Größe? Hat das Schicksal ein Herz für uns?

Ist Gott unser Schicksal?

Zweifellos gibt es Schicksalsschläge, die uns ohne unser Zutun treffen. Es gibt Ereignisse und Krankheiten, Konflikte und Leiden, die uns ungewollt, ungefragt und unverschuldet überfallen.

Krankheiten und Leiden sind aber auch Fügungen Gottes. Heinrich Giesen, der ehemalige Direktor der Berliner Stadtmission, schrieb auf die Frage „Warum lässt Gott die Menschen krank werden?“: „Krankheit ist einer der Wege, auf dem Menschen klug werden können. Denn zu erfahren, dass es nicht nur mit anderen, sondern auch mit uns ein Ende haben muss, macht klug. (...) Gott ist Arzt solcher Krankheit. Er verlangt Fürsorge für Leib und Seele. Er erwartet, dass Menschen gesund sein sollen und wollen. Man kann nicht an Gott glauben und zugleich mit der Krankheit kokettieren oder auch Krankheit leugnen und Krankheit unbekämpft sein lassen. (...) Wir bekommen nicht nur ein Geschenk der Gesundheit, sondern auch in der Krankheit mit Gott zu tun.“[1]

Darüber hinaus gibt es genügend Leiden, Schmerzen, Krankheiten, für die wir entscheidend mitverantwortlich sind, die durch unsere Eifersucht, durch unser Konkurrenzstreben, durch Neid, Ehrgeiz, Ärger, Hass, falsch verstandene Toleranz etc. mit heraufbeschworen werden.

## Krankheit als Lebenslüge?

Der Neurotiker benutzt eine Methode oder ein Verhaltensmuster, um sich im Leben auf seine Art durchsetzen zu können. Er braucht das perfekte Alibi, um vor sich und anderen bestehen zu können. Er möchte nicht als Verantwortungsloser, als Drückeberger und Feigling charakterisiert werden. Das Etikett „Krankheit" kommt ihm wie gerufen. Hier findet er ein schützendes Dach und eine plausible Entschuldigung. Die Individualpsychologie hat diese Zusammenhänge seit ihren Anfängen aufzudecken versucht. Alfred Adler hat sie schon vor 80 Jahren aufgezeigt, als er schrieb:

„Es liegt bisher nicht der geringste Beweis vor, dass Heredität (Vererbung) oder ein Erlebnis oder ein Milieu zur Neurose oder gar zu einer bestimmten Neurose verpflichtet. Diese ätiologische Verpflichtung, die nie der persönlichen Tendenz und Mithilfe entbehrt, existiert vielmehr nur in der starr gewordenen Annahme des Patienten, der seine neurotische oder psychotische Konsequenz, damit den Zusammenhalt seiner Erkrankung, kausal zu sichern versucht, indem er irgendwelchen Ursachen die Folgen folgen lässt. (...) Unter anderem verlangt sein Lebensplan kategorisch, dass er durch fremde Schuld scheitere. Dass seine persönliche Verantwortung dabei aufgehoben sei."[2]

Was wird zusammengefasst deutlich?

- Der Neurotiker benutzt seine Krankheit als Ausrede.
- Erbdispositionen verpflichten nicht zur Neurose.
- Erbdispositionen und Milieueinflüsse können aber sinnvoll in den Lebensplan oder Lebensstil des Menschen einfließen.
- Der Neurotiker glaubt fest daran, durch fremde Schuld gescheitert zu sein bzw. mit verschiedenen Lebensaufgaben nicht fertig zu werden.

- Er glaubt, die Krankheit, die ursächlich in diesem oder jenem begründet ist, hindere ihn daran, als tüchtiger und erfolgreicher Mensch zu leben.
- Die Krankheit, die ihn schicksalhaft heimgesucht hat, nötige ihm keine persönliche Verantwortung ab.
- Diese Lebenseinstellung kann ihn zum Stillstand, Rückzug, zur Isolierung, Menschenfeindlichkeit, Ausflüchten und zur Passivität verleiten.
- Der Neurotiker ist ein Sicherheitsfanatiker: Er sichert sich durch Rückzug ab, damit seine Eitelkeit, sein Hochmut und sein Ehrgeiz keine Niederlage erleiden müssen.
- Er kann eine Krankheit unbewusst steigern oder sogar produzieren, um einer befürchteten Niederlage oder einem Prestigeverlust aus dem Wege zu gehen.
- Die Neurose ist keine Dispositionserkrankung, sondern eine Positionserkrankung. Die Position des Neurotikers in seiner Umwelt ist gefährdet. Er glaubt, nicht genügend beachtet, geehrt und bestätigt zu werden. Sein Ehrgeiz trägt nicht genügend Früchte. Vielmehr sucht er einen Weg, den Anforderungen von Gesellschaft und Gemeinschaft glaubhaft und einleuchtend zu entgehen, um seine Position zu sichern.

Den Lebensstil solcher Menschen kennzeichnet die Lebenslüge. Dass dieser leider oft unterschlagene Gesichtspunkt so betont wird, soll uns nicht hindern, auch die Mangelerlebnisse im frühkindlichen Sozialisierungsprozess mit zu bedenken.

## Krankheit und Tod als Folge fehlender menschlicher Zuwendung

Untersuchungen von René Spitz an Säuglingen in den ersten sechs Lebensmonaten haben überzeugend bewiesen, wie sehr die leib-seelische Entwicklung eines Menschen von der intensiven Mutterbeziehung abhängt. Spitz konnte zwei Gruppen von Säuglingen vergleichen, die unter genau den gleichen Hygiene- und Ernährungsbedingungen aufwuchsen.

Die eine Gruppe der Säuglinge wurde lediglich gefüttert und trockengelegt, ohne mütterlichen Kontakt. Die andere Gruppe von Kindern hatte Gelegenheit, mehrere Stunden am Tag von der Mutter betreut zu werden.

Bei der ersten Gruppe – es handelte sich um Waisenkinder – lag die Sterblichkeit im ersten Jahr bei fünfzig Prozent. Bei der zweiten Gruppe handelte es sich um Mütter, die im Gefängnis eine Strafe absitzen mussten und ihre Kinder ständig bei sich hatten. Die Kindersterblichkeit betrug hier lediglich etwa drei Prozent.

Was wird hier deutlich?

- Der mitmenschliche Kontakt ist wichtiger als die beste Hygiene und die gesündeste Ernährung.
- Die mütterliche, warmherzige Zuwendung, der zwischenmenschliche Austausch ist lebensnotwendig, und das ist buchstäblich zu verstehen.
- Die Mutter bzw. die gleich bleibende Betreuungsperson ist das Schicksal des Kindes.

Der Psychotherapeut Felix Schottländer hat ein Buch mit einem gleichlautenden Titel geschrieben. Auch neuere Forschungsergebnisse belegen, dass eine Beziehungsperson, die nicht ständig ausgetauscht werden kann, für das körperliche und seelische Wohlbefinden notwendig ist.

- Krankheiten drücken etwas aus.
- Krankheiten sprechen für sich.
- Krankheiten formulieren seelische Konflikte.
- Krankheiten formulieren seelisches und soziales Leiden.

## Was setzt den Körper unter Druck?

Was beeinflusst die Organe derart, dass sie sich ins Krankhafte verändern? Was ruft psychosomatische, also leib-seelische Krankheiten hervor?

Der Psychoanalytiker Alexander Mitscherlich beantwortet dies so:

Beeinflusst werden die Organe durch ...
... die Erlebnisverarbeitung;
... die Auseinandersetzung des Menschen mit der Umwelt;
... unsere spezifische Reaktion auf Herausforderungen;
... die individuelle Art, mit Angst, Eifersucht, Kummer, Erniedrigung, Misstrauen, Zweifel, Minderwertigkeitsgefühlen etc. fertig zu werden.

Krankheiten und Leiden sind in der Regel kein Zufall, kein blindes Schicksal, sondern die Reaktionsmöglichkeit des Menschen auf eine hilflose Lage.

Alexander Mitscherlich schreibt wörtlich: „In den letzten Jahren ist man ziemlich übereinstimmend davon ausgegangen, dass ca. 30 bis 50 Prozent der Kranken, welche ärztliche Hilfe in Anspruch nehmen, so genannte ‚funktionelle Leiden‘ zeigen. Für das Zustandekommen dieser Krankheitsformen sind nicht materielle Dinge primär haftbar zu machen, sondern – der starke, aber treffende Ausdruck sei erlaubt – Erlebniskatastrophen. Damit ist gemeint, dass in Gefühlsbeziehungen der Menschen untereinander ‚Spannungen', ‚Erregungen', ‚Ängste' entstehen, welche keine symptomfreie Verarbeitung zulassen."[3]

Das heißt also:

- 30 bis 50 Prozent aller Krankheiten haben auch seelische Ursachen.
- Nicht im Organ selbst ist primär der Grund für die Krankheit zu suchen.
- Mangelnde seelische Widerstandskraft, Spannungen, Erregungen, Ängste und andere Affekte schlagen auf ein Organ.
- Ein schwaches und schlecht disponiertes Organ kann dieser Spannung entgegenkommen und sich angreifen und schädigen lassen.

## Redewendungen zeigen Leiden auf

Im täglichen Leben gibt es, wie schon angedeutet, Redewendungen, die treffend psychosomatische Zusammenhänge charakterisieren. Der Volksmund weiß die Hintergründe bewusst oder unbewusst zu deuten.

Wir sagen:

- Mir ist die Kündigung auf den Magen geschlagen.
- Mir ist eine Laus über die Leber gelaufen.
- Der Tod des Ehemanns hat ihr das Herz gebrochen.
- Sie wurde gelb vor Neid.
- Er wurde rot vor Wut.
- Er war nass geschwitzt vor Angst.
- Sie litten unter einer tödlichen Langeweile.

- Eifersucht, die mit Eifer sucht, was Leiden schafft.
- Die Scheidung ging ihm ziemlich an die Nieren.
- Er hat sich die Krätze an den Hals geärgert.
- Man sah, wie er innerlich kochte.

## Die Organsprache

Jeder menschliche Körper spricht seine eigene Sprache – wenn wir erregt sind, wenn wir uns bedroht fühlen oder angegriffen werden, wenn wir schwere Frustrationen erleben.

Fachleute sprechen von Organsprache oder Organdialekt. Immer geht es darum, welches Organ am besten geeignet ist, den Konflikt zum Sprechen zu bringen.

- Der eine zittert in bestimmten Situationen.
- Dem anderen stehen die Haare zu Berge.
- Ein Dritter reagiert mit Herzklopfen.
- Manche Menschen kommen ins Schwitzen.
- Sie bekommen Lampenfieber.
- Diesem oder jenem verschlägt es den Appetit oder wird es übel.
- Andere erbrechen und
- der Nächste reagiert mit Gleichgewichtsstörungen und Ohnmacht.

Alfred Adler schildert ein anderes eindrückliches Beispiel: „Ein Kind (...), das sich fügsam benimmt, aber das nachts das Bett nässt, gibt dadurch deutlich seine Meinung kund, sich der angeordneten Kultur nicht fügen zu wollen. (...) Von jedem Blickwinkel aus können wir erkennen, dass die Enuresis (Bettnässen) wirklich ein schöpferischer Ausdruck ist, denn das Kind spricht anstatt mit seinem Mund mit seiner Blase.“[4]

Oder da ist die Frau in der Beratung, die Gespräche braucht, wie sie sagt. Sie lebt vom Austausch der Gedanken, Gefühle und Probleme. Sie lebt mit ihrem Mann in großer Spannung. Am meisten leidet sie darunter, dass sie nicht mit ihm reden kann, dass er nicht zuhört, dass er sich für ihre Probleme nicht interessiert, dass sie einsam und allein ist.

Ihre Kinder sind erwachsen und aus dem Haus. Sie haben ihre Bezugspersonen. Sie hat ihre Mutter, die aber schwach und kränklich ist und die sie mit ihren Problemen eigentlich nicht belasten darf. Die Frau sagt interessanterweise „eigentlich". Und uneigentlich? Auf der Fahrt mit der Mutter im Auto passiert es ihr dann, dass sie plötzlich rasende Herzschmerzen bekommt. Sie muss am Straßenrand anhalten und lange Zeit ausspannen.

Jetzt ist es heraus. Mit dem Mund wollte sie der Mutter ihr *Herz nicht ausschütten*. Sie wollte sie schonen. Aber ihr Herz hat – buchstäblich – nicht geschwiegen. Ihr Herz hat gesprochen. Sie wurde anschließend gesund, als sie ihrer Mutter ihre vielfachen Herzbeschwerden, ihre Kümmernisse offenbaren konnte.

Herr X fährt auf der Autobahn und ärgert sich über einen gelben Porsche, der langsamer fahrende Fahrzeuge durch beständiges Lichthupen auf die rechte Seite zwingt. Er fährt ebenfalls relativ schnell und beobachtet das unverschämte Verhalten dieses Porschefahrers. Ein Mercedes lässt sich nicht abdrängen. Er fährt ruhig auf der linken Seite weiter, ohne zu beschleunigen, denn vor ihm auf der rechten Seite sind etliche LKWs, die er in Ruhe und ohne Hetze überholen will. Der Porschefahrer betätigt neben der Lichthupe ein grell klingendes Signal.

Plötzlich ist es passiert. Der Porschefahrer ist auf den Mercedesfahrer aufgefahren. Einige Fahrzeuge hängen ineinander. Herr X folgt mit seinem Wagen. Im Nu entsteht ein

Verkehrsgewühl. Herr X springt aus seinem Wagen und will dem Verletzten helfen. Aber beim Anblick des Verletzten im Porsche und beim Anblick des Blutes wird ihm übel und er muss sich übergeben.

Was ist passiert? Der optische Eindruck hat bei dem Betroffenen einen heftigen Reiz auf das Zwischenhirn, die Zentrale des vegetativen Nervensystems und zugleich Empfangsstation für seelische Eindrücke, ausgelöst. Der Impuls erreicht den Magen mit dem Befehl „Übelkeit und Erbrechen". Durch seelischen Einfluss wird also ein organisches Geschehen hervorgerufen.

Ich frage den Klienten, der mir diese Episode in einem anderen Zusammenhang erzählt, wie er sich gefühlt habe, als er ausstieg. Er sagt: „Mir stand es schon im Hals, als ich den Angeber in dem gelben Wagen erlebte. Und als es dann passierte, war ich einen Augenblick lang schadenfroh."

Der Klient berichtet, dass der Porschefahrer ihm *im Hals stand*. Seine ablehnenden Gefühle bringt er nach dem Unfall sofort zum Ausdruck. Sein Kopf mag anders denken, seine Vernunft die schadenfrohe Gesinnung zurückdrängen wollen – aber das autonome Nervensystem ist längst von der gegensätzlichen Einstellung alarmiert worden und hat prompt reagiert. Er müsste eigentlich helfen, aber er sträubt sich. Die Körpersymptome, die sich einstellen, verraten seine Haltung. Die Seele ist in der Lage, die körperlichen Symptome in Gang zu setzen. Er kann nicht helfen, er muss sich übergeben.

## Wenn die Erde wackelt – ein Fallbeispiel

Die Wahl des Symptoms hängt davon ab, was dem Menschen als wirksam erscheint. Nur die Symptome, die der Mensch als wirksam erkennt, produziert er weiter. Symptome, die ihren Zweck nicht erfüllen, gibt er schnell wieder auf. Der Mensch kann auf drei Gebieten Symptome produzieren, und zwar im Fühlen, im Denken und im Körper. Ich will versuchen, die Symptomwahl im Bereich des Gefühls an einem Beispiel zu demonstrieren.

Der Mensch entwickelt Angst, ich kann auch sagen, er *produziert Angst*, um einen Menschen an sich zu fesseln. Das kann der Lebenspartner sein, das kann – vom Kind her gesehen – die Mutter sein.

Frau M. kann nicht allein auf die Straße gehen. Seit zwei Jahren hat sie diese Symptomatik. Viele Menschen in ihrer Umgebung haben versucht, ihr diesen „Spleen" auszureden. Frau M. redet nur noch sehr ungern über diese Problematik. Sie möchte nicht als krank angesehen werden. In der Bibelstunde haben ihr gute Bekannte geraten, vorher zu beten und sich dann vertrauend hinauszuwagen. Der Rat war nicht ungeistlich, traf aber keineswegs den Kern der Sache. Ihr Problem liegt woanders, und das müssen wir zuerst erkennen, um ihr effektiv helfen zu können.

*Sie* sagt: „Ich habe den Eindruck, der Boden wackelt. Die ganze Erde vibriert. Ich wage gar nicht mehr, offen darüber zu reden, weil man mich für verrückt halten könnte."

*Ich*: „Sie haben das Gefühl, Sie können sich nicht aus dem Haus wagen. Sie verlieren das Gleichgewicht oder können sich nicht auf den Beinen halten."

*Sie*: „Ich würde mich schon hinauswagen, wenn mich jemand fest unterhakt."

*Ich*: „Wenn Sie einen starken Schutz hätten."

*Sie*: „Und den habe ich eben nicht. Ich komme mir völlig schutzlos vor."

*Ich*: „Sie kommen sich schutzlos vor, ohne Halt, oder wie verstehen Sie das selbst?"

*Sie*: „Sehen Sie, meine beiden Töchter sind verheiratet. Beide wohnen einige hundert Kilometer von hier entfernt.

Wir sehen uns sehr selten. Hin und wieder fahre ich hin. Was habe ich noch?"

*Ich*: „Ihre beiden Kinder sind aus dem Haus. Sie vermissen sie sicher. Und Ihr Mann?"

*Sie*: „Ja, wenn wenigstens eine Tochter bei mir wohnte! Der Beruf frisst meinen Mann auf. Jeden Tag Überstunden, und an den Wochenenden hockt er hinter mitgebrachter Arbeit."

*Ich*: „Mit anderen Worten, Sie fühlen sich im Stich gelassen, allein, ohne Halt."

*Sie*: „Ich bin auch so machtlos. Mit keinem Mittel kann ich ihn zwingen, seinen Lieblingsplatz hinter dem Schreibtisch zu räumen. Er lebt und stirbt für die Firma."

*Was wird in diesem Gespräch deutlich?*
Frau M. fühlt sich allein und im Stich gelassen. Die Kinder sind aus dem Haus. Sie kann sie nicht mehr betreuen, für sie sorgen. Sie fühlt sich überflüssig.

Ihre Ehe scheint problematisch. Der Ehemann sieht im Beruf offensichtlich seinen einzigen Lebenssinn. Über eheliche Gemeinsamkeiten spricht Frau M. nicht. Beide leben aneinander vorbei.

Frau M. möchte gern ihren Mann *zwingen*, seine beruflichen Ambitionen zu drosseln, um sich ihr mehr zuzuwenden. Sie schildert es freimütig. Hier liegt der Schlüssel zum Verständnis ihres Platzangst-Symptoms. Sie fühlt sich ohnmächtig und machtlos.

In ihrer Machtlosigkeit produziert sie ein Symptom, das sehr durchschlagend wirkt. Allein kann sie nicht mehr auf die Straße, weil tatsächlich in ihrer Vorstellung die Erde bebt und vibriert. Auf diese Weise zwingt sie ihren Mann, sie zu begleiten, mit ihr Einkäufe zu machen, Besuchsverpflichtungen zu erfüllen und mit ihr an Geselligkeiten teilzunehmen. Gemäß ihrem Lebensstil – ich brauche einen

Menschen, der mir beisteht – hat sie im Bereich des Gefühls ein Symptom gewählt, das ihr persönlich erfolgversprechend zu sein scheint.

In der Beratung lag mir daran, auch den Ehemann zu gewinnen. Im Dreiergespräch sollte die eheliche Situation angesprochen und die Flucht in die Arbeit bewusst werden. Durch eine verbesserte Partnerbeziehung verringerten sich allmählich die Platzangst-Symptome, die die eigene Wertlosigkeit vertuschen sollten. Frau M. leidet an ihrer Wertlosigkeit. Sie will sie nicht eingestehen.

Alfred Adler erklärt die Zusammenhänge von Symptom und Wertlosigkeit so:

„Es ist keine Frage, dass der Betreffende leidet. Aber er zieht diese Leiden noch immer jenen größeren vor, um nicht bei der Lösung wertlos zu erscheinen. Er nimmt lieber alle nervösen Leiden in Kauf als die Enthüllung seiner Wertlosigkeit. Beide, der Nervöse und der Nichtnervöse, werden einer Feststellung ihrer Wertlosigkeit den größten Widerstand entgegensetzen, aber der Nervöse weit mehr. (...) Er wird darauf bestehen, ich möchte gesund werden, ich will von den Symptomen befreit sein. Deshalb geht er zum Arzt. Was er aber nicht weiß, ist, dass er etwas noch mehr fürchtet: als etwas Wertloses dazustehen; es könnte sich etwa das düstere Geheimnis entpuppen, dass er nichts wert sei. Wir sehen nun, was eigentlich Nervosität ist: ein Versuch, dem größeren Übel auszuweichen, ein Versuch, den Schein des Wertes um jeden Preis aufrechtzuerhalten.“[5]

Sich von Gott Kraft zu erbitten, um angstfrei nach draußen gehen zu können, zielt an der eigentlichen Problematik vorbei. In dem Augenblick, in dem dieser Frau die unbewusste Finalität (Zielgerichtetheit) ihrer Platzangst-Symptomatik bewusst wird, kann sie beispielsweise um die Kraft bitten, nicht mehr so sklavisch an ihrem Mann hängen zu müssen. Das Gebet ist konkreter und bezieht sich auf das

Problem ihrer Abhängigkeit. Sie kann darum beten, vorwurfsfreier mit ihrem Mann darüber zu reden, dass sie ihn braucht und von ihm stark abhängig ist.

Dem Mann wird klar, dass er die Arbeit benutzt, um vor der Umklammerung zu fliehen. Als er seine Lebensstilbewegung erkennt und die Frau vorwurfsfreier über ihre Bedürfnisse mit ihm spricht, bessert sich zusehends die eheliche Beziehung, seine so genannte Arbeitswut mindert sich und damit ihre Platzangst-Symptomatik.

## Die Nachahmung der Symptome

*Das Beobachtungslernen* spielt in der Verhaltenstherapie eine große Rolle. Die Verhaltenstherapie spricht auch vom *Lernen am Modell* und vom *stellvertretenden Lernen*: Andere Personen (so genannte Modelle) werden in ihrem sozialen oder sprachlichen Verhalten nachgeahmt. Speziell im Bereich der sozialen Verhaltensweisen ist ein großer Teil der Lernprozesse auf diesen Vorgang zurückzuführen. So können Verhaltensmuster, die zum Lebensstil des betreffenden Menschen passen, durch diesen Prozess eintrainiert werden. Mit anderen Worten: Der Mensch imitiert die emotionalen Reaktionen, die Symptome und Modellhandlungen, die der Mensch für richtig hält, um das Leben meistern zu können. Es handelt sich aber *nicht* um einen Prozess der *bewussten* Nachahmung, nicht um eine Reflexion über das betreffende Verhalten.

Wir wissen, dass Kinder gelehrige Schüler sind. Nicht nur die guten Seiten schauen sie den Eltern ab; auch weniger gute, die in ihren Lebensstil und in ihr Lebenskonzept passen, werden von ihnen unbewusst nachgeahmt.

Eine Mutter klagt oft über wahnsinnige *Kopfschmerzen* und sie legt sich zu Bett. Ihre Kinder müssen die Arbeit für sie erledigen. Ein Kind in der Familie entwickelt die gleichen Symptome. Viele Beobachter sind schnell mit dem Urteil bei der Hand: Das liegt in der Familie. In der Tat, das liegt in der Familie. Nur müssen wir nicht zwingend die Vererbung dafür verantwortlich machen.

Der Vater, ein Despot, der seine fünf Kinder gern nach seiner Pfeife tanzen lassen möchte, bekommt mit zunehmendem Alter immer häufiger *Herzanfälle*. Er kann es nicht ertragen, dass seine Söhne ihm widersprechen, eigene Wege gehen und berufliche Entscheidungen treffen, ohne ihn zu fragen. Die ganze Familie spricht davon, dass er immer in dramatischen Augenblicken Herzanfälle bekommt und mit diesen Symptomen seine Stellung unterstreicht. Söhne und Schwiegertöchter schweigen, um den Vater und Schwiegervater nicht ins Grab zu bringen. Die Herzanfälle sprechen deutlicher und klarer als die Worte des Vaters, die von seinen Söhnen doch überhört wurden.

Einer der Söhne, und zwar der jüngste, der schon als kleiner Junge hart gegen den Vater rebellierte und sich in Wut steigern kann, wenn er seinen Willen nicht bekommt, zeigt die gleiche Symptomatik wie sein Vater. Er ist Personalchef in einem Betrieb, in dem er mit zwei schwierigen Kollegen zusammenarbeitet, die er zum Schweigen bringt, wenn er einen Herzanfall bekommt. Der Chef ist ihm zugetan und hat verschiedentlich die zwei Mitarbeiter gemaßregelt, wenn sie mit dem „Leben des Personalchefs spielen“.

So können die verschiedenen Symptome von der Kindheit an eintrainiert werden, und zwar in dem Maße, wie sie für den Lebenskampf hilfreich erscheinen.

Andere nachahmbare Symptome sind: Angstzustände, Magenschmerzen, Trunksucht, Müdigkeit, zwei „verkehrte Hände“, Langsamkeit, so genannte epileptische Anfälle etc.

## Ist der Organdialekt immer krankhafter Natur?

Sind alle psychosomatischen Störungen automatisch medizinische Defekte? Davon kann keine Rede sein. Differenzierte und sensible Menschen, die unter unglücklichen Umständen ungerecht behandelt oder brutal auf raffinierte Weise ausgebeutet werden, können mit Schlafstörungen, Kopfschmerzen oder Arbeitsstörungen reagieren. Diese psychosomatischen Reaktionen sind verständliche Flucht- und Ausweichmanöver, um schweren Belastungen zu entgehen. Wir müssen sie als Alarmsignale dafür werten, dass die Grenzen des Zumutbaren überschritten wurden. Die Persönlichkeit wehrt sich und schafft sich auf diese Weise einen Ausgleich.

Horst-Eberhard Richter richtet sich gegen eine pauschale Diskriminierung psychosomatischer Symptome, wenn er schreibt: „Es ist jedenfalls eine im hohen Grade bedenkliche Tradition, seelische ‚Anpassungsstörungen' schlechthin automatisch als medizinische Defekte einzustufen. (...) In der psychotherapeutischen Alltagspraxis hat der Arzt laufend bei dem einen oder anderen Fall Schwierigkeiten, ob er eine ihm zur Behandlung angebotene seelische Anpassungsstörung als individuelle Entgleisung oder eher als Alarmsignal dafür ansehen sollte, dass das betreffende Individuum überbelastenden sozialen Einflüssen ausgesetzt ist. Oft muss man einsehen, dass Symptome zwar im üblichen medizinischen Sinne neurotisch krankhaft sind, in sozialpsychologischer Sicht indessen als positive Zeichen eines ‚gesunden' Widerstandes gegen eine verhängnisvolle soziale Situation zu verstehen sind."[6]

## Leiden und Konflikte durch Stress

In unserer leistungsorientierten Gesellschaft wird mit dem Begriff „Stress“ all das belegt, was in der Hektik des Berufsalltags zu Beeinträchtigungen und langfristig zu körperlich-seelischen Störungen führt.

*a) Was ist Stress? Was sind Stressoren?*
Der Begriff Stress ist der Physik entlehnt. Bei Materialprüfungen werden unter diesem Fachausdruck alle Kräfte verstanden, die von außen auf das Material einwirken. Die durch Stress verursachten Materialveränderungen werden als „Strain“ bezeichnet. Von der Beschaffenheit des Materials hängt es ab, ob Strain Formung, Anpassung oder Zerstörung bedeutet. Bei gleichem Stress ist Strain umso kleiner, je widerstandsfähiger, und umso größer, je verletzlicher das Material ist. Das gilt auch bei der Übertragung des Begriffes auf den Menschen. Allerdings heißen die Kräfte, die von außen auf den Menschen einwirken, nicht mehr Stress, sondern *Stressoren.*

Der „Stress“ der modernen Leistungsgesellschaft (Verkehr, Beruf, Lärm, Umweltverschmutzung, Innenweltverschmutzung) verschleißt unsere Kräfte schneller, als sie sich in Ruhepausen regenerieren können. Die psychophysische Selbstregulation versagt, es kommt zu Krisen, Krankheiten, Zusammenbrüchen und Kurzschlüssen. Weitere Stressoren sind: geringe körperliche Bewegung, falsche Ernährung, verminderte Sauerstoffzufuhr, hoher Nikotin- und Tablettenkonsum – alles Faktoren, die die Anpassungsfähigkeit des Organismus gegenüber weiteren Belastungen vermindern.

Stress ist heute zum Oberbegriff geworden und fasst Stressoren und Strain zusammen. Damit sind sowohl umweltbedingte bzw. zivilisatorische Zwänge als auch innere

Zwänge (auf dem Hintergrund der Vererbung und der Dispositionen) gemeint. Kurz wiederholt: Der Begriff Stress umfasst die inneren und äußeren Reize und die Reizbeantwortung.

*b) Tödlicher Stress*

Die schlimmsten Stressoren sind Angst, Ärger, Eifersucht, Hass und Frustrationen, also Enttäuschungen und Versagungen. Russische Forscher berichteten, dass bei Affen im Augenblick der Gefangennahme Herzinfarkte oder tödliche Schlaganfälle auftraten. Affen, denen man elektrische Schläge versetzte, wenn sie bei bestimmten Dressuraufgaben versagten, bekamen krankhafte EKG-Veränderungen und lebensgefährliche Herzattacken, während undressierte Affen dieselben Schläge gelassen hinnahmen und gesund blieben. Der entthronte Pascha einer Affenhorde entwickelte in wenigen Monaten Bluthochdruck und einen Herzmuskelschaden, als er in einem gesonderten Käfig zusehen musste, wie ein anderes Männchen seinen Harem übernahm.

Spielt man Ratten tagelang ein Tonband vor, auf dem das Fauchen von Katzen und die Angstschreie anderer Ratten zu hören sind, so bekommen sie herzinfarktähnliche Veränderungen. Stellt man Katzen- und Mäusekäfige nebeneinander, so sind die Mäuse bald „mausetot".

Wie sich der entthronte Affenpascha vor Eifersucht und Neid ein „gebrochenes Herz" holt, so können sich Menschen vor Eifersucht und Neid seelisch und körperlich zugrunde richten. Eifersucht kann unkontrollierte Wutausbrüche und lebensgefährliche Aggressionen heraufbeschwören. Der Verstand ist benebelt, das gesunde Urteil abhanden gekommen. Eifersuchtswahn kann die Betreffenden – Frauen oder Männer – um den Verstand bringen.

Die amerikanischen Individualpsychologen Marguerite und Willard Beecher beschreiben die Eifersucht als „hartnäckige Infantilität“ und schildern ihre Symptome: „Die Symptome der hartnäckigen Infantilität liegen unserer Ansicht nach klar auf der Hand: Passivität, Aggressivität, Magenfunktionsstörungen, Kopfschmerzen ohne organische Basis, Lispeln, Stottern, Gesichtsverzerrungen, negativer Gehorsam, Pflichtvergessenheit, Süchtigkeit und Eifersucht auf andere. Alle diese Symptome treten im Verhalten von Kindern genauso auf wie im Verhalten Erwachsener. Außerdem zeigen Kinder und infantile Erwachsene häufig Symptome wie Bettnässen, Nahrungsverweigerung, Daumenlutschen, Anstoßen des Kopfes, Schnalzlaute im Hals, ständiges Schnappenlassen der Fingernägel oder Knacken der Knöchel, häufige Weinanfälle, Schmollen, Wutausbrüche und so fort. Alle diese Verhaltensweisen sind Anzeichen der hartnäckigen Infantilität. Der entscheidendste Vorbote dieser Krankheit dürfte aber die eifersüchtige Konkurrenz oder Rivalität sein.“[7]

Durch Eifersucht und Neid, Rivalität und Konkurrenz, Ehrgeiz und hartnäckige Infantilität wird eine Kette von Problemen heraufbeschworen. Alle genannten Begriffe bedingen einander. Sie sollten im täglichen Leben, in Kirche, Verkündigung und Seelsorge entsprechend eingestuft werden.

### *c) Der erste Eifersuchtsmord der Weltgeschichte*

Die dramatische und tödlich verlaufende Geschichte einer krankhaften Eifersucht schildert uns die Bibel auf ihren ersten Seiten. Kain und Abel sind Brüder, der eine Bauer, der andere Viehzüchter. Eine eifersüchtige Rivalität befällt den einen während des Gottesdienstes. Beide opfern, beide wollen Gott preisen.

Aber die Eifersucht ist mächtiger als eine friedliche gottesdienstliche Gesinnung. Kain wird von Missgunst geplagt. Er will gerechter sein als sein Bruder, er will besser sein als er. Er kann es nicht ertragen, dass der Rauch seines Bruders steiler gen Himmel fährt.

Die Eifersucht schürt den Hass. Der Hass wird unüberwindlich. Mordgedanken stellen sich ein. Der Verstand ist wie ausgeschaltet, die gottesdienstliche Gesinnung wie weggefegt. Die Stimme Gottes wird zum Schweigen gebracht und der Bruder auch.

Eifersucht ist tatsächlich das „grünäugige Ungeheuer", von dem Shakespeare spricht. Eifersucht kann anderen und dem Eifersüchtigen selbst zur tödlichen Bedrohung werden.

Der Schweizer Arzt und Psychotherapeut Victor Louis schreibt: „Etwas überspitzt lässt sich sagen, dass ein jedes Erstgeborene ein potenzielles Kainsmal trägt. Dieser Entwicklung lässt sich bis zu einem gewissen Grade vorbeugen."[8]

Das erstgeborene Kind ist oft das eifersüchtigste. Es wurde entthront und rivalisiert nun mit seinen Geschwistern.

Erstgeborene entwickeln aktive und passive Proteste bis hin zu „Mordversuchen" an den jüngeren Geschwistern. In der Beratung berichten Eltern, dass der Älteste

- der jüngeren Schwester alle Wimpern abschneidet, mit der Schere die langen Haare entfernt,
- „zufällig" sein Geschwister mit heißem Wasser verbrüht,
- „zufällig" den Kinderwagen umstürzt, der sicher und fest im Zimmer stand,
- völlig unachtsam mit seinem Geschwister umgeht, wenn sie zusammen auf dem Spielplatz sind.

*Hilfen für Eltern und Erzieher:*

*Ankündigung des neuen Geschwisters*

Die plötzliche Überraschung, mit einem neuen Geschwisterchen konfrontiert zu werden, kann für viele Erstgeborene ein bittere Enttäuschung sein. Sie fühlen sich verraten und benachteiligt. Sie fühlen sich urplötzlich an den Rand gedrängt und können mit vielen Symptomen reagieren.

*Auf Nachteile aufmerksam machen*
Genauso wichtig wie die Ankündigung eines neuen Geschwisters ist die Vorbereitung des Kindes, dass es Nachteile zu erwarten hat. Mutter wird sich jetzt vermehrt um das hilflose kleine Baby kümmern müssen. Viele Eltern möchten ihren Kindern die schmerzliche Erfahrung der Benachteiligung ersparen und schweigen. Schweigen löst aber keine Probleme.

*Das älteste Kind mithelfen lassen*
Die Pflege des Geschwisters nimmt viel Zeit und Kraft der Mutter in Anspruch. Das älteste Kind fühlt sich leicht ausgestoßen und abgeschrieben. Die Eifersucht wird verstärkt. Gezielte Mithilfe kann negative Gefühle vermindern. Gezielte Mithilfe erzieht zum positiven Gemeinschaftsgefühl und zur Mitverantwortung.

*Kein Gefühl der Verzückung äußern vor dem Neugeborenen*
Viele Eltern sind mit Recht stolz auf das Neugeborene. Das älteste Kind kennt solche Gefühle nicht. Es fühlt sich entthront, benachteiligt und aus dem Mittelpunkt des Interesses verdrängt. Äußern jetzt Eltern, Verwandte und Bekannte über der Wiege des Neuankömmlings sentimentale Gefühle der Entzückung, kann das Erstgeborene seelisch verwundet werden. Ihm wird unbewusst ein schmerzliches Gefühl der Minderwertigkeit vermittelt.

## Punktliste für seelische Belastungen

Der amerikanische Psychiater Thomas Holmes von der University of Washington in Seattle hat mit seinen Mitarbeitern versucht, in einer Liste zusammenzustellen, welche Ereignisse, Konflikte und Erlebnisse das Seelenleben eines Menschen beeinflussen oder verändern können und dadurch zu Krankheitsursachen werden. Diese *Punktliste* für seelische Belastungen und gesundheitsbedrohende Konflikte entstand, nachdem man mehrere tausend Krankengeschichten aus aller Welt überprüft hatte.

Holmes erprobte die Stichhaltigkeit dieser Punktliste an 80 Einwohnern in Seattle. Sie sollten alle Positionen ankreuzen, die innerhalb des vergangenen Jahres auf sie zutrafen. Dann wurden sie von Holmes zwei Jahre lang gründlich kontrolliert. Das Ergebnis: 86 Prozent der Versuchsteilnehmer, die zu Beginn des Testes mehr als 300 Gefahrenpunkte angekreuzt hatten – die also einem starken Stress ausgesetzt waren –, ging es nach zwei Jahren schlechter als Personen mit geringerer Punktzahl. Bei ihnen wurden vor allem Herzanfälle, Magengeschwüre und Depression festgestellt. Mit anderen Worten: Mehr als dreihundert Stresspunkte bergen die aktive Gefahr in sich, Organschädigungen heraufzubeschwören. In der Gruppe mit 150 bis 300 Punkten tauchen nur bei 48 Prozent solche Gesundheitsstörungen auf. Dabei bedeutet der Tod des Ehepartners mit 100 Stresspunkten die größte seelische Belastung. Selbst Weihnachten ist nicht stressfrei und erbringt 12 Stresspunkte.

Allerdings muss klar gesagt werden: Nicht die Belastungen sind allein ausschlaggebend, sondern

- wie der Mensch darauf reagiert,
- wie er die Konflikte verarbeitet,
- ob er sich Schwierigkeiten zu Herzen nimmt,
- ob er von Menschen abhängig ist,

– ob er extrem sensibel, verletzlich und leicht kränkbar ist,
– ob ein Organ schon angeschlagen ist und bei Stress zum Versagen neigt.

Es handelt sich zweifellos um ein diagnostisches *Grobraster*, das aber gerade auch Laien und Seelsorgern einen ersten Wink geben kann, welche Sorgen, Probleme, Schwierigkeiten, Überforderungen als Stressoren krank zu machen vermögen.

*Wie steht es um Ihr Seelenleben?*
Punkteliste für seelische Belastungen

| | |
|---|---|
| ❑ Tod des Ehegatten | 100 Punkte |
| ❑ Scheidung | 73 Punkte |
| ❑ Eheliche Trennung | 65 Punkte |
| ❑ Gefängnisstrafe | 63 Punkte |
| ❑ Tod eines nahen Angehörigen | 63 Punkte |
| ❑ Krankheit oder Verletzung | 53 Punkte |
| ❑ Heirat | 50 Punkte |
| ❑ Entlassung im Beruf | 50 Punkte |
| ❑ Eheliche Aussöhnung | 45 Punkte |
| ❑ Pensionierung | 45 Punkte |
| ❑ Krankheit eines Familienmitgliedes | 44 Punkte |
| ❑ Schwangerschaft | 40 Punkte |
| ❑ Sexuelle Schwierigkeiten | 39 Punkte |
| ❑ Beruflicher Neubeginn | 39 Punkte |
| ❑ Finanzielle Schwierigkeiten | 38 Punkte |
| ❑ Tod eines nahen Freundes | 37 Punkte |
| ❑ Berufliches „Umsatteln“ | 36 Punkte |
| ❑ Ehestreit | 35 Punkte |
| ❑ Kredit über 30.000 DM | 31 Punkte |
| ❑ Kündigung von Hypotheken/Darlehen | 30 Punkte |
| ❑ Änderung der beruflichen Position | 29 Punkte |

| | |
|---|---|
| ❑ Schwierigkeiten mit Verwandtschaft | 29 Punkte |
| ❑ Änderung des Lebensstandards | 25 Punkte |
| ❑ Schwierigkeiten mit dem Chef | 23 Punkte |
| ❑ Wohnungswechsel | 20 Punkte |
| ❑ Veränderte Schlafgewohnheiten | 16 Punkte |
| ❑ Ferien | 13 Punkte |
| ❑ Weihnachten | 12 Punkte |
| ❑ Kleinere Gesetzesübertretungen | 11 Punkte |

## Leben verlängernde Stressoren

Der Begriff Stress weckt in den meisten Menschen negative Gefühle und Befürchtungen. Die jüngsten Untersuchungsergebnisse der Geriatrie machen aber deutlich, dass Stress auch Leben fördernd sein kann.

Die Lebensläufe der Hundertjährigen in der Bundesrepublik bestätigen die medizinische Überraschung: Die meisten der Uralten haben siebzig bis achtzig Jahre lang hart gearbeitet. Einer der Hundertjährigen bedient noch heute die Knopflochmaschine in einer Textilfabrik.

Was sind Leben verlängernde Stressoren? Professor Hoimar von Ditfurth sagt dazu: „Allerdings ist Leben verlängernder Stress nicht der Stress, der zur Krankheit und zum Herzinfarkt führt, sondern Stress im Sinne von Ausgefülltsein, Engagement, Lebensbeteiligung. (...) Wichtig ist das Engagement auch nach der Pensionierung. Ein Rentner, der zum Beispiel einem Verein beitritt, sich politisch betätigt oder mit seinem Hund spazieren geht, hat weitaus größere Chancen, seine biologische Lebensspanne voll auszunutzen, als der, der nur auf der Parkbank sitzt und in die Sonne schaut."[9]

Leben verlängernder Stress umschreibt ein erfülltes Leben. Nicht nur das Alter ertragen – das ist zu wenig. Es geht darum,

- weiterhin Ziele zu verfolgen, die dem Leben einen Sinn geben,
- sich weiterhin durch Freundschaft, Liebe und Gemeinschaft mit anderen verbunden zu fühlen,
- sich weiterhin zu engagieren, Schwierigkeiten anzugehen und zu bewältigen, nicht zu resignieren, zu kapitulieren und zu regredieren,
- sich weiterhin jeden Tag aufs Neue zu bejahen, sich zu akzeptieren, wie man ist, und nicht die eigenen Mängel zu kritisieren, die Schwächen zu beklagen, die Unzulänglichkeiten zu bejammern und tausend Benachteiligungen zu registrieren und zu ventilieren,
- weiterhin hingebungsvoll tätig zu sein, und zwar für andere.

## Angina temporis und Angina pectoris – Zeitnot und Herztod

1955 veröffentlichten der Volkswirt Dr. Jürgen Eick und der verstorbene Psychotherapeut Dr. Kurt Gauger ein Buch unter dem Titel: „Angina temporis“. Es beschreibt die „Zeitnot“ als typische Krankheit der „Wirtschaftswunder“-Jahre. Ihre Diagnose gilt heute noch immer, auch wenn wir eher von der „Managerkrankheit“ sprechen.

- Wie lange kann man die permanente Überlastung aushalten?
- Was steckt Leuten im Nacken, die täglich 14 Stunden arbeiten?
- Was wollen sie erreichen?
- Was müssen sie in ihren Augen erreichen?

- Was wollen sie wem beweisen? Warum müssen sie ihre Unersetzlichkeit demonstrieren?
- Wollen sie innere Leere vertuschen?

Angina temporis – Hetze und Zeitnot – und Angina pectoris – Herzverkrampfung und Herztod – sind Lebenseinstellungen, die von Kindheit an eintrainiert wurden, für die wir uns entschieden, die wir gewählt haben und die wir folglich auch wieder *aus*trainieren können. Wir müssen solche Lebensstilhaltungen vor dem lebendigen Gott, vor dem Nächsten und vor uns selbst verantworten. Angina temporis und Angina pectoris sind unzertrennliche Zwillinge. Sie gehören zusammen, sie kleben aneinander.

„Nimm dir Zeit und nicht das Leben!" Dieser Slogan an den Lastzügen auf den Straßen gilt auch für unser Leben. Wen wollen wir überholen? Wen müssen wir unserer Meinung nach überholen?

In einem Gedicht von Friedrich Kayssler wird diese Zeitnot eindrücklich geschildert – und eine Antwort angeboten:

*Gebet eines Menschen im zwanzigsten Jahrhundert*

Ich leb in einer Zeit, o Gott,
wo alles jagt im wilden Kreis,
wo keiner mehr um Heimat weiß.
Zeit ist nur Geld, und Zeit ist Spott,
Gott, gib mir Rast ...
Es fliegt der Tag, es fliegt die Nacht.
Nichts ist vollbracht ...
Pflicht weckt mich: Auf! Die Zeit! Die Zeit!
Pflicht stachelt mich: Der Weg ist weit!
Pflicht ruft: Jetzt musst du dieses tun!
Pflicht lahmt mich: Halt! Jetzt musst du ruhn!
Pflicht stiert mich an so fürchterlich:

Ich schreie: Pflicht! Wann lebe ich?
O Gott! O Gott! Gib du mir Zeit!
Ich brauche Zeit, in mich zu schauen.
Ich brauche Zeit, mir zu vertrauen.
Ich brauche Zeit, um dich zu schauen,
o Gott, o Gott!

# V. Glaube und Immunsystem

Unser Organismus verfügt über ein ausgeklügeltes Abwehrsystem. Es stellt eine geniale Verteidigungsanlage gegen ein Billionenaufgebot angriffslustiger Bakterien, Viren, Parasiten und Allergene dar. „Meyers Konversationslexikon" erklärte dieses Abwehrsystem schon vor 150 Jahren mit dem Satz: „In der Medizin versteht man unter Immunität die Widerstandsfähigkeit gegen Ansteckungskeime, welche unter gewöhnlichen Verhältnissen eine Krankheit hervorrufen."

## Wie arbeitet das Immunsystem?

Jeder Mensch ist ständig einer Flut von Krankheitserregern ausgeliefert, die ihn vom Scheitel bis zur Sohle schädigen können. Ohne unser Abwehrsystem wären wir diesen Angreifern schutzlos ausgeliefert. Es arbeitet pausenlos, Tag und Nacht, und wir merken nur bei Belastungen etwas davon. Es ist ein hervorragend ausgestattetes Polizeisystem, das uns in jeder Minute vor Schaden bewahrt.

Die Abwehrzellen werden im Knochenmark zusammen mit den roten und weißen Blutkörperchen gebildet. Würde man alle Abwehrzellen zusammennehmen, kämen beim erwachsenen Menschen ein bis zwei Kilogramm zusammen. Die inneren Wächter liegen überall auf der Lauer, um Krankheitserreger, die sich in den Körper einschleichen wollen, abzufangen. In den Schleimhäuten der Nase, in den Mandeln, im Hals, in den Luftwegen, in der Lunge bis hinunter zum Dünndarm liegen Wachmannschaften bereit, um die Feinde zu vernichten.

Es gibt auch bewegliche Wachstationen, die in der Blutbahn und in den Lymphgefäßen kreisen. Außer Krankheitserregern werden von ihnen auch kranke Zellen, die sich im Körper befinden, beseitigt. Die Abwehrzellen erkennen, fressen und verdauen sie. So gewinnt der Organismus zusätzliche Nährstoffe. Fiele dieses Abwehrsystem plötzlich aus, dann bliebe der Mensch nur noch wenige Stunden am Leben. Er würde buchstäblich von Heeren feindlicher Viren und Bakterien „aufgefressen".

Die Abwehrzellen sind so geschult, dass sie Fremdes und Körpereigenes genau identifizieren können. Im Organismus werden Informationen gespeichert, die ein umfangreiches Programm enthalten, um alle Fremdkörper erkennen und angreifen zu können. Lediglich bei Organtransplantationen und Blutübertragungen, die ja dem Körper helfen sollen, reagieren die programmierten Abwehrzellen natürlich „falsch". Sie bekämpfen die fremden Stoffe, vor allem, wenn sich die Blutgruppen nicht vertragen. Dasselbe gilt leider für die so genannten Autoimmunkrankheiten wie entzündliches Rheuma und Multiple Sklerose. Die Abwehrzellen sind irritiert und vernichten das Eigene.

## Seele und Abwehrsystem

Unser Immunsystem ist entscheidend von unserer *Gemütsverfassung abhängig*. Eine negative Lebenseinstellung schwächt das Abwehrsystem.

Die naturwissenschaftlich orientierte Medizin hat diesen Zusammenhängen viel zu wenig Beachtung geschenkt. Erst in den letzten Jahren wird zunehmend erkannt, wie das Abwehrsystem durch eine *positive* Lebenseinstellung gestärkt werden kann. Steht der Mensch unter starkem negativen Stress, ist die Infektionsgefahr auffällig erhöht.

Vermehrt kommt es
- zu Erkältungskrankheiten,
- zu Atemwegsstörungen,
- zu Grippeanfälligkeit,
- zu Mandelentzündungen und so weiter.

Die Medizinjournalistin Maria E. Lange-Ernst schreibt dazu: „Im Jahre 1987 konnte experimentell bestätigt werden, dass sich Niedergeschlagenheit und Verlusterlebnisse direkt auf die Abwehrfähigkeit auswirken. In San Diego hat man an 37 Frauen die Aktivität der natürlichen Killerzellen und die Verteidigung von T-Lymphozyten bestimmt und diese mit dem Ausmaß von kürzlich durchlebten Schicksalsereignissen verglichen. Dabei zeigte sich deutlich, wie die Aktivität der Killerzellen bei Frauen, die gerade tief greifende Veränderungen ihrer Lebenssituation durchgemacht hatten, deutlich niedriger lag. (...) Das heißt: Anhaltender Negativstress macht krank."[1]

Auch das Immunsystem spiegelt das nahtlose Zusammenspiel von Leib, Seele und Geist wider. Wenn wir Gott mit unserem Körper ehren, wie es Paulus im Korintherbrief von den Christen erwartet, dann ist es selbstverständlich, dass wir uns gesundheitlich fit halten, dass wir nicht durch Überanstrengung, durch falschen Ehrgeiz, durch Nikotin, Alkohol o.a. unser Immunsystem schwächen und unsere Krankheitszustände selbst mit verursachen.

Was sind negative Stressfaktoren, die das Immunsystem schwächen? Aus der Fülle der Negativfaktoren ein kleiner Strauß von schädigenden Verhaltensmustern:

- Wir reagieren schnell beleidigt.
- Wir haben oft Angst, unser Prestige zu verlieren.
- Wir ärgern uns über eine unsympathische Person.

- Wir werden mit einer übergestülpten Rangordnung nicht fertig.
- Wir leiden unter autoritären Persönlichkeiten.
- Wir können unseren falschen Ehrgeiz nicht dämpfen.
- Wir resignieren, weil wir unseren Willen nicht bekommen.
- Wir verzweifeln, weil uns bestimmte Aufgaben nicht gelingen.
- Wir schlucken Ärger und Wut herunter, weil wir verbale Auseinandersetzungen scheuen.
- Wir geraten in Panik, weil vieles nicht nach unseren Vorstellungen läuft.
- Wir wollen die Verantwortung allein tragen.
- Wir reagieren unzufrieden, weil sich unsere Wünsche nicht erfüllen.
- Wir können nicht genießen und wehren Entspannung und Erholung ab.
- Wir huldigen einem zwanghaften Leistungsstreben aus Angst vor Versagen.
- Wir hungern nach Anerkennung.
- Wir vertrauen auf die eigene Kraft.
- Wir dramatisieren und machen Mücken zu Elefanten.
- Wir sehen schwarz und fördern alle möglichen Befürchtungen.
- Wir arbeiten perfektionistisch und „machen uns verrückt".

Eine Fülle seelischer Stressfaktoren schwächt unser Immunsystem und bewirkt eine *Langzeitschädigung*. Je länger und heftiger die Negativfaktoren anhalten, desto schwieriger wird es, die pathologischen Stresssymptome im Organismus abzubauen.

Schauen wir uns die negativen Verhaltensmuster an, so wird deutlich, dass sie samt und sonders *ungeistlich* sind.

Wir setzen unseren Organismus unter Druck und wundern uns, dass wir für alle möglichen Krankheiten anfällig werden. An diesen Beispielen wird klar, dass Gott uns nicht straft, sondern dass *wir uns selbst bestrafen.* Für viele Krankheiten schieben wir Gott den schwarzen Peter zu, obwohl wir sie doch selbst mitverursacht haben.

Warum schieben wir diese Mit-Schuld beiseite? Warum drücken wir uns vor der Mit-Verantwortung?

## Besonderes Merkmal: Gesund

Eine Forschergruppe der Abteilung für Psychosomatik und Psychotherapie am Universitätskrankenhaus Hamburg-Eppendorf näherte sich dem Krankheitsproblem von einer anderen Seite. Sie fragte nicht, warum ein Mensch *krank wird,* sondern warum er *gesund bleibt.*

*Gesund* definierten sie wie folgt: „Gesund" ist, wer seit fünf Jahren nicht krank gewesen ist, von einfachen Erkältungen abgesehen, und wer lediglich zu Zahnbehandlungen und Vorsorgeuntersuchungen den Arzt konsultiert hat.

Durch eine Anzeige in einer großen Hamburger Tageszeitung wurden Freiwillige für ein Forschungsprojekt gesucht. 22 Frauen und 16 Männer wurden aus vielen Bewerbungen ausgewählt und gründlich untersucht bzw. befragt. Im Vordergrund standen dabei in erster Linie das Lebenskonzept und Lebensgefühl sowie die Selbstsicht des Betreffenden – und nicht eventuelle körperliche Probleme.

Im einzelnen kamen die Forscher zu folgenden Ergebnissen:

- Gesunde erleben sich stabiler als Kranke.
- Gesunde sind optimistischer und hoffnungsvoller.

- Gesunde können sich in allen Lebenslagen besser anpassen.
- Gesunde gehen Lebensprobleme und Krisen offensiver an.
- Gesunde verstehen es besser, aus Krisen zu lernen und das Beste daraus zu machen.
- Gesunde stellen sich schneller und optimistischer allen Herausforderungen.
- Gesunde verfügen über ein größeres Hoffnungspotenzial.
- Gesunde investieren viel Kraft und Zuversicht in Neuanfänge.[2]

Wie viel gesünder müssten Christen sein, die mit großer Zuversicht im Heute leben und dem Morgen entgegenschauen! Denn: „Das sollt ihr wissen: Ich bin bei euch, jeden Tag, bis zum Ende der Welt“ (Matthäus 28, 20).

So schließt das Matthäusevangelium. Diese Verheißung ist eine Wohltat für Leib und Seele, sie stärkt Herz und Gemüt. Sie baut aber nicht nur den „inwendigen“ Menschen auf – die Verheißung stimuliert über das Zentralnervensystem auch unsere *Abwehr*.

Erinnern wir uns einmal an das angesprochene „Hoffnungspotenzial“. Hoffnung ist mehr als wirksame Autosuggestion. Bewusste Christen sind Hoffnungsträger. Sie jubeln sich nicht in eine fragwürdige Hoffnungsidee hinein, sondern sie wissen: Gott *ist* unsere Hoffnung. Paulus beschreibt diese Hoffnung, die die ganze Existenz erfasst und stabilisiert. Auch sie ist ein unschätzbarer Gesundheitsfaktor.

„Sogar dass wir jetzt noch leiden müssen, ist ein Grund zur Freude. Denn wir wissen, dass Leiden zur Standhaftigkeit führt; Standhaftigkeit aber führt zur Bewährung, und in der Bewährung festigt sich unsere Hoffnung. Diese Hoffnung aber gibt uns die Gewissheit, dass Gott uns nicht fallen lässt“ (Römer 5, 3–5).

Hoffnung ist mit *Optimismus* verbunden. Wir hoffen nicht ins Blaue hinein, sondern vertrauen auf Jesus Christus. Darum ist Optimismus eine hoffnungsstarke, in die Zukunft vertrauende *Kraft*. Dietrich Bonhoeffer hat das einfühlsam zur Sprache gebracht: „Es ist klüger, pessimistisch zu sein: Vergessen sind die Enttäuschungen und man steht vor den Menschen nicht blamiert da. So ist Optimismus bei den Klugen verpönt. Optimismus ist (...) eine Lebenskraft, eine Kraft der Hoffnung, wo andere resignieren, eine Kraft, den Kopf hochzuhalten, wenn alles fehlzuschlagen scheint, eine Kraft, Rückschläge zu ertragen, eine Kraft, die die Zukunft niemals dem Gegner überlässt, sondern sie für sich in Anspruch nimmt. (...) Den Optimismus als Willen zur Zukunft soll niemand verächtlich machen, auch wenn er hundertmal irrt; er ist Gesundheit des Lebens, die der Kranke nicht anstecken soll.“[3]

Wer an Christus glaubt, muss diesen Willen nicht erzwingen. Wer Christus vertraut, *hat* Hoffnung, und wer Hoffnung *hat*, *hat* den Willen zur Zukunft.

## Mit-Teilen und Gesundheit

Ein neues Forschungsgebiet, die Psychoneuroimmunologie (PNC), befasst sich mit Verknüpfungen zwischen Gehirn und Immunsystem. So bestätigten Langzeituntersuchungen im amerikanischen Bundesstaat Michigan – eine zehnjährige Studie an 2754 Menschen –, dass sozial aktive Menschen länger leben als weniger aktive. Außerdem zeigten die Ergebnisse, dass die Lebensdauer verheirateter Männer und Frauen im Durchschnitt höher lag als die der Geschiedenen, Getrenntlebenden und Alleinerziehenden.[4]

Soziale Kontakte und Beziehungen sind lebensnotwendig. Der Mensch ist ein Beziehungswesen. Von Nikolaus

Graf von Zinzendorf stammt der Satz: „Ich konstatiere kein Christentum ohne Gemeinschaft.“ Gottesdienste, Bibelstunden, Hauskreise und Gebetsversammlungen sind wichtige *Orte der Begegnung und des Austauschs.*

Wie sehr das Mitteilen von Gefühlen das Immunsystem stärkt, hat der Psychologe James W. Pennebaker in Dallas an Studenten herausgearbeitet. Eine Gruppe von Studenten schrieb an vier Tagen hintereinander täglich, und zwar einige Minuten lang, ihre schmerzlichsten Erlebnisse und Erfahrungen auf. Dieses Ausformulieren von bedrückenden Lebenserfahrungen und bitteren Gefühlen verbesserte sechs Wochen lang die Immunfunktion deutlich, wie regelmäßig durchgeführte Blutuntersuchungen zeigten.[5]

## Loben und Lachen

Psalm 103 ist ein Lob- und Danklied auf die Barmherzigkeit Gottes: „Lobe den Herrn, meine Seele, und was in mir ist, seinen heiligen Namen! Lobe den Herrn, meine Seele, und vergiss nicht, was er dir Gutes getan hat: Der dir alle deine Sünden vergibt und heilet alle deine Gebrechen“ (Verse 1-3).

Lobpreis und Anbetung Gottes sind Äußerungsformen lebendigen Christseins. Sie sind aber auch Wohltaten für Leib und Seele, Balsam für die Gesamtbefindlichkeit und ein Tonikum für den Gesamtorganismus.

In den USA erschien vor einigen Jahren ein Buch des Journalisten Norman Cousins. Er litt stark unter der Bechterewschen Krankheit, die den Bewegungsapparat erheblich einschränkt und mit großen Schmerzen verbunden ist. Cousins erinnert sich, dass er sich kaum bewegen konnte und ständig große Schmerzen hatte. Die Ärzte gaben ihm eine Heilungschance von höchstens 1: 500. Krämpfe, Lähmungen

– und dazu noch die größte Gefahr: Resignation und Selbstaufgabe. Aber der Patient entwickelte einen unbeugsamen Lebenswillen, las in Fachbüchern und stellte sein bisheriges Leben völlig um. Von Monat zu Monat erfuhr er, wie eine solche unverwüstliche Lebensbejahung Früchte trug. Er wurde wieder *völlig gesund* – und stellte damit eine Sensation und ein medizinisches Wunder dar. Aus der Fülle all der Praktiken, die nachweislich den Organismus stärken, greife ich ein Beispiel heraus, das den Zusammenhang von Lachen und Immunsystem verdeutlicht.

„Wir begannen mit dem ersten Teil unseres Genesungsprogramms, dem Einsatz positiver, bejahender Gefühle zur Verbesserung der Körperchemie (Immunsystem). Es fiel mir nicht allzu schwer, zu hoffen und zu lieben und Vertrauen zu haben, aber wie stand es mit dem Lachen? Nichts ist weniger lustig, als flach auf dem Rücken zu liegen, während einem die Wirbel des Rückgrats und alle Gelenke weh tun. Ich hielt es für einen guten Anfang, mit unterhaltenden Filmen zu beginnen. (...) Ich machte die freudige Entdeckung, dass zehn Minuten echten zwerchfellerschütternden Lachens eine anästhetische Wirkung hatten und mir wenigstens zwei Stunden schmerzfreien Schlaf ermöglichten. Wenn die schmerzstillende Wirkung des Lachens nachließ, schalteten wir den Filmprojektor wieder ein, und nicht selten gelang es mir, ein zweites Mal einzuschlafen. (...) Wenn sich Lachen tatsächlich heilsam auf die Körperchemie auswirkte, dann war es, wenigstens in der Theorie, wahrscheinlich, dass es die Fähigkeit des Körpers, die Entzündungen zu bekämpfen, verbessern würde. Zur Kontrolle lasen wir unmittelbar vor und mehrere Stunden nach den ‚Lachepisoden' die Blutsenkung ab. Jedes Mal kein wesentlicher Rückgang, aber er hielt an und verstärkte sich. Ich freute mich sehr über die Entdeckung, dass es eine physiologische Grundlage für die alte Theorie gab, dass Lachen eine gute Medizin ist.“[6]

Cousins machte folgende Erfahrungen:

- Er fütterte den Körper mit Ascorbinsäure (Vitamin C) in hohen Dosen. Das Fieber ging zurück, der Puls raste nicht mehr.
- Die schmerzfreien Schlafperioden wurden ständig größer.
- „Welche Schlussfolgerungen ziehe ich aus dieser ganzen Erfahrung? Die erste ist, dass der Wille zu leben keine theoretische Abstraktion, sondern eine physiologische Realität mit therapeutischen Eigenschaften ist. Die zweite, dass ich unglaubliches Glück hatte, von einem Arzt betreut zu werden, der wusste, dass seine wichtigste Aufgabe darin bestand, den Lebenswillen des Patienten (...) zu mobilisieren.“
- „Es ist gut möglich, dass diese Behandlung – wie alles Übrige, was ich tat – nichts anderes als ein Beweis für die Wirksamkeit des Placebo-Effekts war.“
- Cousins hörte von der berühmten rumänischen Ärztin Ana Aslan, dass es eine direkte Verbindung zwischen einem robusten Lebenswillen und dem chemischen Gleichgewicht im Gehirn gebe. Die Hypophyse würde stimuliert, die wiederum auf die Zirbeldrüse und das gesamte endokrine System einwirke.
- Cousins lernte, die Regenerationsfähigkeit von Geist, Seele und Leib nicht zu unterschätzen.

Wenn sich solche Erfolge schon mit heiteren Filmen bewerkstelligen lassen – wie viel mehr muss die „Frohe Botschaft“, die „Gute Nachricht“ des Evangeliums, Menschen beflügeln und an Leib, Seele und Geist heil werden lassen!

Vergebung und Versöhnung schütten nicht nur den Graben zwischen Gott und uns zu, sie heilen nicht nur die zwischenmenschlichen Beziehungen, sondern schenken auch Frieden mit Gott, mit anderen und mit uns selbst. Der Friede Gottes ist in der Tat höher als unsere Vernunft und lässt unsere Herzen zur Ruhe kommen und zieht wie ein Golfstrom durch sämtliche Glieder.

## Denkstrukturen ändern

„Ändert euer Denken!" Das ist eine zentrale biblische Aussage. Was ist damit gemeint? Paulus spricht dieses Umdenken folgendermaßen an: „Passt euch nicht den Maßstäben dieser Welt an. Lasst euch vielmehr im Innern von Gott umwandeln. Lasst euch eine neue Gesinnung schenken. Dann könnt ihr erkennen, was Gott von euch will. Ihr wisst dann, was gut und vollkommen ist und was Gott gefällt" (Römer 12, 2).

Gott schenkt Wollen und Vollbringen, wenn wir zur Umkehr *bereit* sind. Wir wissen dann, was gut und vollkommen ist und was dem anderen und mir selbst dient. Wir legen mit der Umkehr ichsüchtige und destruktive Verhaltens- und Denkmuster ab, die uns schaden.

Zu den ichsüchtigen Denkstrukturen gehören unter anderem Selbstmitleid, das Hadern mit dem Schicksal und das „Zergrübeln" von Ereignissen, die nicht mehr zu ändern sind. Wir untergraben damit unsere Gesundheit, daran besteht kein Zweifel.

Elisabeth Lukas schildert, wie Kummer, der krankhaft festgehalten wird, den Menschen schwächt und sein Immunsystem untergräbt: „Aus amerikanischen Langzeitstudien über 14 Jahre Krebsforschung geht beispielsweise hervor, dass in den ersten Jahren nach dem Verlust eines Partners, sei es durch Scheidung oder durch Tod, das Krebsrisiko um das Fünffache bis Zehnfache steigt. Allerdings nur dann, wenn der Verlust eben ‚hyperreflektiert' wird, das heißt, wenn sich der Zurückbleibende mit dem Verlust nicht abfinden kann, gedanklich fortwährend mit seinem Schicksal hadert und über Ursachen des Verlustes unentwegt nachgrübelt."[7]

Heute ist viel von „Trauerarbeit" die Rede. Trauerarbeit ist gut und wichtig. Sie hat zum Ziel, den Verlustschmerz ernst zu nehmen, zu be- und dann schließlich zu verarbeiten. Selbstmitleid und Resignation haben damit nicht viel zu tun. Wer gegen Unabänderliches kämpft und sich nicht trösten lassen will, zieht gegen Leib und Seele zu Felde. Er schwächt sein Immunsystem und bahnt vielen Krankheiten den Weg. Die Frohe Botschaft ist eine Botschaft der Hoffnung und der Zuversicht. Der Blick wird von einer schmerzhaften Vergangenheit auf ein Morgen mit Gott hin gelenkt.

## Wie wir unser Immunsystem stärken

Wenn negativer Stress und eine ungesunde Lebensweise das Immunsystem schwächen können, wenn seelisch destruktive Verhaltensmuster die Abwehr lähmen, dann müssen folgerichtig Zufriedenheit und eine gesunde Lebenseinstellung die Abwehrfront stärken. Und so ist es auch.

Zuversicht und Lebensfreude sind in unserem Organismus messbar. Eine positive Lebensgrundstimmung ist im Blutbild abzulesen. Forscher haben eindeutige Beweise geliefert, dass Lust, Wohlbefinden und positiver Stress (Eustress) Leib, Seele und Geist beflügeln und das Abwehrsystem zu Höchstleistungen mobilisieren. Die Widerstandskraft wächst und viele Krankheiten können besser abgewehrt werden.

Ist das für uns Christen zu materialistisch gedacht? Bewegen wir uns auf einer Ebene, die mit dem Glauben nichts mehr zu tun hat, oder klammern wir wesentliche Teile unseres Lebens aus der Nachfolge aus?

Paulus ruft uns zu: „Ich ermahne euch nun, liebe Brüder, durch die Barmherzigkeit Gottes, dass ihr eure Leiber hingebt zum Opfer, das da lebendig, heilig und Gott wohlgefällig sei. Das sei euer vernünftiger Gottesdienst" (Römer 12, 1).

Luther hat das Wort „basar", Fleisch, mit „Leib" übersetzt. Und er hat Recht. Leib meint den ganzen Menschen. Leib beinhaltet:

- seine Körperlichkeit,
- seine Vitalität und Geschlechtlichkeit,
- seine Störungen und Krankheiten,
- seine Gefühle und Schmerzen.

Wenn wir unsere Leiber Gott zum Opfer bringen sollen, dann ist damit unsere gesamte Existenz gemeint. Wir sollen Gott „mit Herzen, Mund und Händen" loben und preisen. Der Körper ist nichts Überflüssiges oder Zweitklassiges. Er beinhaltet kein Verpackungsmaterial, das wir notgedrungen in Kauf nehmen müssen. Gott hat den ganzen Menschen geschaffen, mit einem Gehirn, dessen Geheimnisse bisher kein Forscher ergründen konnte, mit dem Wunderwerk der Augen, der Ohren und des Herzens und mit vielen anderen Wundern. Auch das Immunsystem ist ein Meisterwerk des Schöpfers.

Wer sich davon anrühren lässt und zum Danken findet,

- der hat die Gewissheit, dass ihm alles zum Besten dienen wird;
- der sieht die Welt mit positiven Augen;

- der entdeckt die Sonne der Hoffnung hinter verhangenen Wolken;
- der weiß, dass der lebendige Gott in guten und bösen Tagen bei ihm ist.

Wer dankt, stärkt sein Immunsystem.

# VI. Schmerzen haben einen Sinn

Menschliches Leben ist ohne Schmerzen nicht denkbar. Säuglinge, Kinder, Erwachsene und Greise werden immer wieder von Schmerzen heimgesucht. Schmerzen gehören zum Lebensinventar eines Menschen. Sie können seelischer und körperlicher Natur sein. Wenn wir von der Leib-Seele-Einheit ausgehen, kann zwischen körperlichen und seelischen Schmerzen nicht unterschieden werden. Wir sprechen von einem einheitlichen Geschehen, das je nach Lage aus psychischer oder aus körperlicher Sicht beurteilt wird. Schmerzen gehen immer den *ganzen* Menschen an. Leib und Seele sind untrennbar miteinander verbunden und voneinander abhängig.

Meine Frau hatte sich vor einiger Zeit den kleinen Zeh gebrochen. Die Schmerzen erfassten den ganzen Menschen. Sie konnte nicht gehen, nur humpeln. Enge Schuhe verursachten sofort Schmerzen. Das ganze Leben, Denken, Fühlen und Planen wurde berührt. Spaziergänge, ein gemeinsamer Urlaub mit Freunden waren plötzlich nicht mehr möglich. Der kleine Zeh kann ein normales Alltagsleben völlig durcheinander bringen.

## Der Schmerz in der Bibel

Altes und Neues Testament erzählen viele Geschichten, die Leid und Schmerzen widerspiegeln.

Sofort nach dem Sündenfall im Paradies müssen Adam und Eva die Folgen ihres Ungehorsams tragen. Der Frau wird gesagt: „Du wirst viele Beschwerden haben, wenn du schwanger bist, und unter Schmerzen wirst du deine Kinder zur Welt bringen“ (1. Mose 3, 16).

Der Schmerz wird zum Wegbegleiter des Menschen jenseits von Eden. Die gute Schöpfung Gottes ist durch den Sündenfall aus den Fugen geraten. Der Schmerz gehört seit damals zu uns. Dennoch ist er kein unabwendbares Schicksal, dem man sich in jedem Fall fügen muss. Wenn Jesus sagt: „In der Welt habt ihr Angst; aber seid getrost, ich habe die Welt überwunden“, dann bringt uns das dem Geheimnis ein gutes Stück näher: Angst und Schmerzen sind Realitäten. Sie können aber angegangen, be- und verarbeitet werden – wenn auch auf unterschiedliche Art und Weise.

## Muskelschmerzen

Der Schmerz tritt in vielerlei Gestalt auf. Wenn es draußen sehr warm ist und wir zum Schlafen nur ein dünnes Hemd anziehen, dann können uns Zugluft und Schwitzen Probleme bereiten. Das geöffnete Fenster lässt uns vielleicht schmerzhaft erwachen. Durch die abgekühlte Muskulatur drohen Verspannungen an Hals, Schultern und Rücken. Plötzlich können wir am Morgen den Kopf nur schmerzhaft bewegen. Wir haben das Gefühl, die Sehnenstränge seien geschrumpft.

Was ist geschehen? Ein Teufelskreis hat sich gebildet: Schmerzen verspannen die Muskulatur, dadurch vermindert sich die Durchblutung und die Sauerstoffversorgung des Muskels, was wiederum zu weiteren Schmerzen führt.

Wenn wir ein Wärmepflaster oder etwas Ähnliches im Haus haben, können wir den Schmerzen erfolgreich zu Leibe rücken. Das Pflaster aktiviert die körpereigene Wärme und löst die Verspannung. Millionen Menschen leiden an Muskelschmerzen. Kopfweh, Rückenschmerzen, Nackenschmerzen – also Schmerzen muskulären Ursprungs – sind Probleme des ganzen Menschen. Denn alle Körperteile stehen in einer Wechselbeziehung. Fachleute schätzen, dass 90 Prozent aller chronischen Schmerzzustände muskulärer Herkunft sind. Sie beruhen auf Muskelverspannungen und -verkrampfungen. In Amerika sind Muskelverspannungen die Hauptschmerzverursacher. Man spricht von 70 bis 80 Millionen Menschen, die darunter leiden. Der Auslöser ist in den meisten Fällen Stress.

Ich zitiere nochmals den Medizinjournalisten Norman Cousins: „Nachdem der Arzt aufmerksam zugehört hat, wie der Patient nicht nur seine Schmerzen, sondern auch seine Probleme beschreibt, stellt er die Diagnose, dass der Geschäftsmann an einer weit verbreiteten Krankheit des zwanzigsten Jahrhunderts leidet: dem Stress. Die Tatsache, dass Stress nicht durch Bakterien oder Viren hervorgerufen wird, lässt ihn in seinen Auswirkungen keineswegs ungefährlicher werden. (...) Die Sorgen und Ängste des Patienten werden dabei in echte somatische Symptome umgewandelt, die große Schmerzen und sogar Lähmungen verursachen können.“[1]

Die Schmerzen des Geschäftsmanns, den Cousins beschreibt, sind kein Hirngespinst, sie sind nicht eingebildet, nicht simuliert. Es ist der ganze Organismus, der im Schmerz Stress ausdrückt.

Christen wie Nichtchristen sind oft nicht in der Lage, mit Stress angemessen umzugehen. Sie lassen sich von unserer Konkurrenzgesellschaft zu Hektik und übersteigertem Leistungsstreben anspornen. Es ist heute unbestritten, dass viele spannungsbedingte Krankheiten auf verinnerlichten Stress zurückgeführt werden können. Seelisch einschneidende Erlebnisse, vor allem schlechte, machen den Menschen krankheitsanfälliger. Stress wird gestaut, er kann nicht ausgelebt und verarbeitet werden. Und die Organe müssen büßen.

Es ist wenig hilfreich, Schmerzen durch Medikamente künstlich zu unterdrücken. Der Grundfehler wird verschleiert. Die Folge: Der Schmerz verstärkt sich.

Sie haben vielleicht stressige Tage hinter sich und reagieren mit Kopfschmerzen. Statt sich Ruhe und Entspannung zu gönnen, greifen Sie zu Aspirin. Sie sind stolz auf sich, weil Sie trotz physischer Beschwerden Ihre Arbeit geleistet haben. Vielleicht haben Sie Ihrem Körper sogar ein Übersoll abverlangt. Solcher Umgang packt das Übel nicht an der Wurzel.

## Auch Kränkung und Ablehnung tun weh

Menschen mit Minderwertigkeitsgefühlen und Komplexen leiden oft ein Leben lang unter seelischen Schmerzen. Das Gefühl, wertlos, klein und hässlich zu sein, tut weh. Störungen des Selbstwertgefühls sind eine weit verbreitete seelische Erkrankung unserer Zeit.

Viele Kinder, Jugendliche und Erwachsene werden in ihrer Selbstentfaltung behindert. Sie führen ein verkümmertes Leben, trauen sich nichts zu und blühen nicht auf. Der Schmerz, unvollkommen, ungeliebt und überflüssig zu sein, überschattet das gesamte Leben und beeinträchtigt die gesunde Entwicklung der Persönlichkeit.

„Kinder sind hervorragende Beobachter, aber schlechte Interpreten", schrieb Alfred Adler, der Begründer der Individualpsychologie, vor Jahrzehnten. Aus Haltung, Mimik und Gestik der Erwachsenen schließen sie, ob sie akzeptiert oder abgelehnt werden, und bauen diese Erkenntnisse in ihren Lebensstil ein. Macht der Heranwachsende zusätzlich negative Erfahrungen, dann kommt noch eine „dunkle Brille“ hinzu, die macht ihn völlig pessimistisch. Er sieht sich als Versager und „sieht alles schwarz“. Glück und Zufriedenheit erleben nur die anderen. Lebensfreude ist ein Fremdwort – man jammert ihr mit verhaltenem, tief im Innern vergrabenen Schmerz nach.

Wie Eltern und Erzieher ein Kind einschätzen, so beurteilt es sich später selbst. Kinder ziehen Schlüsse aus den Erfahrungen, die sie mit Eltern und Geschwistern machen.

Kinder mit „Negativ-Brille“ wünschen sich Annahme und Bestätigung und fragen sich, was sie auf dieser Welt zu suchen haben.

Es gibt unzählige Aussagen, mit denen Eltern und Erzieher ihre Kinder diskriminieren. Sie geben solche Sätze bewusst oder unbewusst von sich, verbal oder nonverbal, und torpedieren damit, dass ihre Kinder sich zu starken Persönlichkeiten entwickeln.

- „Was soll aus dir nur werden?“
- „Du schaffst das nie!“
- „Mit dir ist es immer dasselbe!“
- „Ich bin gespannt, ob du das jemals lernst!“
- „Kannst du denn niemals etwas ganz richtig machen?“
- „Ich hab es ja immer gesagt: Du taugst nichts.“
- „Kein Wunder, dass du das nicht geschafft hast!“
- „Mit dir sind wir gestraft!“
- „Jesus kann keine Freude an dir haben!“
- „Du kannst das nie und nimmer vor Gott verantworten!“
- „Du bist mal wieder an allem schuld!“

Die Wörter „nie“ und „immer“, „niemals“ und „hoffnungslos“ sind Gift für ein heranwachsendes Menschenkind. Sie zerschlagen systematisch das Selbstwertgefühl und programmieren *schmerz*hafte Versagensgefühle. Nicht nur äußerlich ist der Mensch angeschlagen – das Innerste wird bis ins Mark hinein verletzt. Solche Menschen schielen auf die anderen, die angeblich auf allen Gebieten besser sind. Sie vergleichen sich und stellen fest:

- Die anderen sind *tüchtiger*.
- Die anderen sind *schneller*.
- Die anderen sind *intelligenter*.
- Die anderen sind *beliebter*.

Diese Selbstwertkränkungen haben bedauerlicherweise einen starken Einfluss auf das spätere Glaubensleben. Ein Mensch findet zum Glauben, er will Christus fröhlich nachfolgen, wie es viele Mitchristen versuchen, und kann es nicht. Immer wieder kommen die alten Wunden zum Vorschein. Die gesprochenen Sätze der Eltern sitzen wie Giftpfeile in Kopf und Herz.

Diese Menschen hören die Botschaft der Bibel mit dem Kopf, aber es dauert sehr lange, bis ihre ganze Existenz diesen Worten zustimmt: „Also hat Gott die Welt geliebt, dass er seinen eingeborenen Sohn gab, auf dass alle, die an ihn glauben, nicht verloren werden, sondern das ewige Leben haben" (Johannes 3, 16). Wir *sind* Gottes geliebte Kinder.

Mir sagte eine Frau, die seit ihrer Kindheit von Selbstzweifeln durchlöchert war: „Ich will es glauben, dass Christus mich liebt. Ich will es annehmen, dass er mich anerkannt hat. Ich werde mir Mühe geben, die Zweifel zu unterdrücken." Ehrliche Aussagen, die die Schmerzen des Selbstzweifels widerspiegeln.

- Sie *will* es glauben, also glaubt sie nicht.
- Sie *will* es annehmen, dass sie gerettet ist, und kann es im Tiefsten nicht.
- Sie *will* sich Mühe geben, aber die Zweifel kriechen durch alle Ritzen. Die Frau lebte ein verkrampftes und unerlöstes Christsein.

Wie viel Gespräche sind nötig, die jahrzehntelangen Negativgedanken des Elternhauses zu vergeben und hinter sich zu lassen! Wie viel Gebete sind notwendig, um den Ballast der Vergangenheit abzuschütteln und aus ehrlichem Herzen sagen zu können:

- „Ich glaube, Herr, dass ich dein Kind bin."
- „Ich glaube, Herr, dass du mich erlöst hast."
- „Ich weiß felsenfest, dass *nichts* mich von deiner Liebe trennen kann."

Wirkliche Vergebung geschieht auf drei Ebenen.

*Ebene 1*: Wir empfangen von Gott Vergebung. Er vergibt uns unsere bösen Gedanken, unsere Flüche, unsere Wut, unsere Verbitterung und Enttäuschung, die wir jahrelang aufgestaut und im Innern schmerzhaft versteckt haben.

*Ebene 2*: Wir vergeben allen, die uns Unrecht taten, die unser Selbstwertgefühl beeinträchtigt und zerstört haben. Wir vergeben den Eltern, Vater und Mutter, die uns nicht ernst genommen, die uns verletzt oder abgewertet haben.

*Ebene 3*: Wir vergeben uns selbst. Wir brauchen Frieden mit uns selbst. Wir hören auf, in vergangenen Sünden und Kränkungen herumzustochern. Alte Geschichten lassen wir ruhen. Die Bedeutung dieser Selbstvergebung wird oft unterschätzt. Der Friede Gottes ist unteilbar, er betrifft alle genannten Ebenen.

## Dem Schmerz eine Stimme geben

„Lerne leiden, ohne zu klagen“ – dieser Satz ist vielen Menschen vertraut. Manche haben ihn vielleicht von klein auf gehört. Gutmeinende Eltern haben ihn an ihre Kinder weitergegeben. Aber der Gedanke, Leiden und Schmerzen zu verdrängen, hat einen Pferdefuß. Wo sollen die inneren Verwundungen und Schmerzen denn bleiben? Sie lösen sich nicht in Luft auf. „Im Keller heulen die Wölfe“, schrieb der Philosoph Friedrich Nietzsche.

Verwundungen und bittere Schmerzpunkte gibt es viele:

- Da ist die Frau, die „plötzlich und unerwartet“ ihren Mann durch einen Herzinfarkt verloren hat. Stumm und fassungslos steht sie vor diesem grenzenlosen Verlust.
- Da ist der Mann, der nach Hause kommt und entdeckt, dass seine Frau mit ihrem Hab und Gut die Wohnung verlassen hat. Das Schlafzimmer ist halb leer, die Küche komplett ausgeräumt. Im Wohnzimmer fehlen Schränke und wertvolle Teppiche. Zurück bleibt ein Brief mit wenigen Abschiedszeilen.
- Da sind die Eltern, die ihr lebloses Kind auf dem Arm tragen. Es wurde von einem Auto überfahren.
- Da sind junge und ältere Menschen, die mit schweren Kränkungen und Verleumdungen fertig werden müssen.

Es ist unmöglich, die Flut der inneren Verletzungen und Schmerzen aufzuzählen, die Menschen täglich verarbeiten müssen. Nicht wenige scheinen daran zu ersticken. Sie schweigen und unterdrücken mit aller Gewalt ihre unbeschreibliche innere Not.

Wer klagen kann, gibt seinen Schmerzen eine Stimme. Wer klagen und seinen Schmerz herausweinen kann, bewahrt sich selbst vor Krankheiten, die vermeidbar gewesen wären. Klagen, jammern und weinen sind eine Entlastung. Sie schwemmen die Schlacken und Giftstoffe, die uns krank machen können, aus uns heraus.

Schon in den Psalmen, die einige tausend Jahre alt sind, werden die Schmerzen und inneren Nöte regelrecht herausgeschrien: „Gebeugt von Schmerzen, zerschlagen und voll Kummer schleppe ich mich von einem Tag zum andern. (...) Mit meiner Kraft bin ich völlig am Ende, die Qual ist zu groß, ich kann nur noch schreien“ (Psalm 38, 7–9).

- Nicht schweigen, sondern klagen,
- nicht hineinfressen, sondern heulen,
- nicht stumm leiden, sondern schreien.

Im Beratungs- und Seelsorgeprozess spielen Tränen eine wichtige Rolle. Wie viel Bitterkeit, ungeweinte Tränen über unterdrückte Schmerzen und heruntergeschlucktes Leid brechen bei vielen heraus! Der angeschwollene Eiterherd, zu dem eine lange Entstehungsgeschichte gehört, bricht auf. Der verschleppte Heilungsprozess kann in Gang kommen.

## Wenn der Rücken schmerzt

Rückenschmerzen sind eine typische Zivilisationskrankheit.

Wir *sitzen* im Auto,
wir *sitzen* bei der Arbeit,
wir *sitzen* vor dem Fernseher.

Die meisten Menschen verbringen ihre Zeit sitzend. Und die Folge? Je länger wir im Büro und vor dem Fernsehgerät sitzen, ohne unsere Rückenmuskeln zu stärken, desto unelastischer reagiert der Rücken.

Auch bei Rückenschmerzen gilt: Das Stress-Syndrom ist für die meisten Verspannungen und Schmerzen verantwortlich. Wenn unsere Muskeln durch mangelndes Training schon versteift und verhärtet sind, machen seelische Spannungen das Maß voll. Der Stress im Büro schafft eine spannungsgeladene Atmosphäre. Die Nerven kommen nicht zur Ruhe. Zu den verspannten Muskeln tritt die psychische Belastung hinzu. Eine falsche Bewegung, ein falscher Tritt, eine ungewohnte Drehung des Körpers, und es kommt zum akuten Muskelkrampf. Der viel besprochene „Hexenschuss“ verdammt den Menschen dann zur Unbeweglichkeit.

Der Arzt muss sich anhören:

- Ich habe doch nur das Laub im Garten zusammengekehrt.
- Ich habe doch nur vor dem Haus Schnee geschaufelt.
- Ich habe doch nur den Mülleimer vor die Tür gestellt.

Auch Rückenschmerzen sind ein Problem des ganzen Menschen. Krank ist in erster Linie nicht der Rücken, sondern der Mensch in seinem Denken und Handeln. Der Lebensstil zeigt auf, wo das geistliche Manko versteckt ist.

Schauen wir uns Herrn Scheicher etwas genauer an. Er ist Geschäftsführer einer Stahlfirma. Die Stahlbranche hat große Wettbewerbsschwierigkeiten. Die Verarbeitung grober Stähle ist unrentabel geworden. Außerdem mussten in Europa viele Firmen die Stahlerzeugung zurückfahren. Er arbeitet zehn bis zwölf Stunden täglich. „Wenn meine Leistung nicht ausreicht, stehe ich von heute auf morgen auf der Straße. Ich bete regelmäßig, lese meine Bibel und besuche den Gottesdienst. Irgendetwas stimmt nicht.“

Bei näherem Hinsehen wird deutlich: Herr Scheicher ist noch weit davon entfernt, für seine quälenden Rückenschmerzen die Verantwortung selbst zu übernehmen. „Ich bin kaputtgemacht worden“, sagt er. Im Klartext: Seiner

Meinung nach tragen die anderen die Verantwortung. Die wirtschaftliche Situation spielt Schicksal.

- Herr Scheicher spricht von „unglücklichen Umständen".
- Er steht unter einem aufgezwungenen „Muss".
- Er hat resigniert und das Interesse an einer gesunden Lebensführung aufgegeben.

Ein Orthopäde rät Herrn Scheicher, sich einem „gründlichen Seelen-TÜV" zu unterziehen. Er ist verspannt von Kopf bis Fuß. Der Mittvierziger geht wie ein alter Mann. Er stöhnt, wenn er sich setzt und aufsteht.

Jetzt sprechen die Organe. Sie melden die Überforderung an. Sie signalisieren uns, dass im Zentrum unserer Persönlichkeit falsch programmiert wird.

- Nicht nur mit dem *Herzen* wollen wir Gott dienen,
- nicht nur mit dem *Gemüt* wollen wir Gott preisen,
- sondern mit *Seele*, *Geist* und *Leib* wollen wir ihm nachfolgen.

## Fragen zum Nachdenken

- Welche (unnützen) Lasten haben Sie sich auf die Schultern gepackt?
- Gegen wen oder was glauben Sie Rückgrat zeigen zu müssen?
- Ist Ihre Hartnäckigkeit christlich zu verantworten oder ist es Starrheit?
- Was macht es Ihnen schwer, gradlinig und aufrichtig zu sein?
- Sind Sie unbeugsam aus Ehrgeiz oder aus Verantwortung? Kann es sein, dass Sie sich die Verantwortung einreden möchten?

- Sind Sie gewillt, größere Ruhepausen einzulegen, oder wollen Sie Ihren Körper noch stärker unter Druck setzen?
- Müssen Sie Standfestigkeit beweisen, weil Ihre Minderwertigkeitsgefühle Sie dazu zwingen?
- Welche konkrete ungeistliche Einstellung vermuten Sie am stärksten hinter Ihren Symptomen?
- Was wollen Sie gezielt tun?

## Kopfschmerzen

Es gibt mehrere Ursachen für unsere Kopfschmerzen. Keine Schmerzform lässt uns so schnell zu Tabletten greifen. Tabletten dämpfen, aber sie heilen die Schmerzen keineswegs.

Internationale Schmerzforscher sind der Meinung, dass neun Zehntel aller Kopfschmerzen mit Muskelverspannungen und -verhärtungen zu tun haben. Ein Großteil wird durch das wenig bekannte Costen-Syndrom verursacht. Dieses Syndrom, das von einem amerikanischen Hals-Nasen-Ohren-Spezialisten entdeckt wurde, kennzeichnet eine veränderte Stellung und Mechanik der Kiefergelenke. Die Fehlbelastung und Stellungsanomalie der Unterkiefer verursacht unterschiedliche Kopfschmerzen.

Die meisten Kopfschmerzen sind also Spannungskopfschmerzen. Sie werden durch verhärtete, spastische Muskeln erzeugt. Im Hintergrund steht Stress, der seelisch, umweltbedingt und körperlich bestimmt sein kann.

Eine besondere Kopfschmerzform ist die Migräne. Die Neigung zu Migräne ist vielleicht vererbt. Wenn beide Eltern Migräne hatten, ist es zu 75 Prozent wahrscheinlich, dass die Kinder auch mit Migräne reagieren. Frauen sind häufiger von Migräne betroffen als Männer. Viele erleben den Anfall zu Beginn des Menstruationszyklus.

Die enge Beziehung zwischen Migräne und Stress wurde

schon vor Jahrzehnten festgestellt. Dabei ist interessant, dass Migräne nicht dann auftritt, wenn der Stress am größten ist, sondern wenn sich der Mensch in der Freizeit befindet, wenn er ins Wochenende fährt. So ist der Sonntag ein besonderer Migränetag. Woher kommt das?

- Der Migränepatient sieht in erster Linie in der Arbeit den Sinn seines Lebens.
- Der Migränepatient ist unsicher und legt gesteigerten Wert darauf, dass man ihn mag.
- Der Migränepatient strebt intensiv danach, sein Gefühl der Wertlosigkeit zu verringern.
- Der Migränepatient ist aufopferungsbereit und lädt sich eine große Verantwortung auf.
- Der Migränepatient packt seine Arbeit fanatisch, gewissenhaft und pflichtbewusst an.
- Der Migränepatient hat das Gefühl, dass seine Arbeit nicht entsprechend geschätzt wird, ja, er schätzt sich nicht einmal selbst positiv ein.

Ist es ein Wunder, dass diese Menschen in der Freizeit zusammenbrechen? Ganzheitlich zu denken heißt, auch die Bedeutung des Kopfes in unserem Leben zu erkennen:

- Der Kopf ist die oberste Instanz, die den Menschen in erster Linie repräsentiert.
- Mit dem Kopf be-haupt-en wir uns.
- Der Kopf ist der Ort, an dem Verstand, Vernunft und Denken beheimatet sind.
- Der Mensch kann einen *kühlen Kopf* behalten und sich den *Kopf zerbrechen.*
- Der Mensch kann *dickköpfig* reagieren und mit *dem Kopf durch die Wand* wollen.
- Der Mensch kann ein *Brett vor dem Kopf haben.*

Welche Bedeutung kann der Kopfschmerz haben? Jörg Müller gibt folgenden Denkanstoß:

„Es ist ein Symptom eines dickköpfigen Charakters, der mit dem Kopf durch die Wand will.

Es ist der Ausdruck eines übertriebenen Ehrgeizes, dem irgendein Ziel zu Kopf gestiegen ist.

Es ist die Folge eines festgebissenen Problems, das buchstäblich Kopfschmerzen bereitet.

Es ist die physio-logische Konsequenz für eine ungesunde Lebensweise: Sauerstoffmangel, Alkohol, Lärm, übertriebenes Sonnenbaden.

Es ist Begleitsymptom einer Augenerkrankung, eines Tumors, eines Hals-Wirbel-Syndroms.

Es ist eine allergische Reaktion auf Amalgam (Zahnfüllung) oder andere Stoffe.“[2]

Hier wird treffend charakterisiert, was uns an falschem Ehrgeiz und Machtstreben alles zu Kopf steigen kann. Wir wollen herrschen und den Kopf oben behalten. Wir wollen Recht behalten, bis uns der Schädel brummt.

Keiner von uns muss lange suchen, um hierbei auch die sündhaften Motive ans Licht zu holen. Der Kopfmensch und der Leistungsanbeter haben es besonders schwer, ihr ichsüchtiges Verhalten vor dem lebendigen Gott in Frage zu stellen.

## Schmerzhafte Krisen – wie gehen wir damit um?

→ Große Schmerzen können Lebenskrisen signalisieren.

- Schmerzhafte Krisen sind Reifungshilfen.
- Schmerzhafte Krisen sind keine Katastrophen.
- Schmerzhafte Krisen sind Lebenschancen.
- Schmerzhafte Krisen sind Herausforderungen Gottes.

Aber die Schmerzen können auch verdrängt und betäubt werden. Wenn alle fünf Sinne durch immerwährenden Stress unsere Zentrale im Gehirn überlasten, ist sie nicht mehr in der Lage, die Impulse, die von innen und außen kommen, zu entziffern.

Professor Dr. Wilder-Smith berichtet in einem seiner Bücher von einem interessanten Experiment:

„Ein Zahnarzt diskutierte mit einem Patienten über die Funktion des Nervensystems. Der Zahnarzt behauptete, er könne dem Patienten einen Zahn ziehen, ohne Betäubungsmittel zu gebrauchen, und der Patient würde es nicht einmal spüren. Der Zahnarzt wählte folgende Methode, um seine Behauptung zu beweisen: Er gab seinem Patienten einen Kopfhörer, der an einen leistungsfähigen Verstärker angeschlossen war. Der Verstärker wurde mit lauter Musik gespeist. Dann wies der Zahnarzt seinen Patienten an, sobald er während des Zahnziehens Schmerzen empfände, die Lautstärke zu erhöhen. Dieser befolgte den Rat, und tatsächlich gelang dieses Experiment.

Das Prinzip ist ganz einfach. Die Zentrale im Gehirn wurde mit Botschaften vom Ohr her derart überlastet, dass, als die Schmerzimpulse vom Kiefer gesendet wurden, sie nicht mehr verarbeitet werden konnten. Deshalb wurden keine Schmerzen vom Kiefer her gemeldet, obwohl sie gesendet wurden. Somit kann man also von einer Impulsaussendung ohne Registrierung oder Bearbeitung im Entzifferungszentrum sprechen. Auf diese Weise lässt sich durch eine Überbelastung dieses Zentrums im Gehirn eine *Betäubung* herbeiführen. *Diese Betäubung ist eine Folge von Stress.*“[3]

Unser Zentrum im Gehirn, das einer leistungsfähigen „Telefonzentrale“ entspricht, wird also durch starken Stress überlastet. Dieses Zentrum kann nur eine bestimmte Anzahl von Impulsen pro Sekunde verarbeiten. Wird das Entzifferungssystem von den Schmerzimpulsen erdrückt, entsteht eine Art „Denkblockade“. Das heißt, Schmerzimpulse können durch Lärmimpulse überdeckt und ausgeschaltet werden. Wenn wir unsere Schmerzen aber nicht betäuben, sondern uns den Ursachen stellen, können wir vielleicht eine Krise in unserem Leben feststellen.

Der Prophet Jona erlebte eine solche Krise. Er gerät durch Ungehorsam in eine äußerst schmerzhafte Situation. Er flieht, aber Gott holt ihn ein. Jona wird von einem großen Fisch verschlungen. Der Tod zeigt seine Schatten. Für Jona muss dies die schmerzlichste Erfahrung seines Lebens gewesen sein.

Der Theologe Michael Nüchtern beschreibt die Geschichte folgendermaßen: „Maler aller Zeiten haben dargestellt, wie Jona aus dem Fisch wieder herauskommt. Wenn wir diese Bilder betrachten, kann uns auffallen, dass man Jona kahlköpfig gemalt hat. Jona hat, wie man sagt, Haare lassen müssen. Haare sind ein Bild für Lebenskraft. Als Jona aus dem Fisch herauskommt, ist er ein anderer als der, den der Fisch verschlungen hat. Er hat etwas erlebt, was man nur schwer mitteilen kann: Schmerz und Verlust. Das steht ihm auf den Leib geschrieben.“[4]

Der schmerzvolle Weg in die Nacht hat aus Jona einen anderen Menschen gemacht. Gott will uns nicht strafen, Jesus hat das im Neuen Testament ausdrücklich betont. Aber er kann uns „züchtigen“, er kann uns zu sich ziehen und er kann in Krankheiten und Schmerzen zu verstehen geben, dass wir unser bisheriges Leben in Frage stellen müssen, wenn wir heil werden wollen.

# VII. Die Persönlichkeit des Asthmatikers

Die Atmung ist eine *vegetative* Funktion, das heißt, sie kann vom Willen nicht gesteuert werden. Und doch ist der Mensch in der Lage, schnell oder langsam, tief oder oberflächlich zu atmen. Der Mensch kann seinen Atem anhalten. Die Atmung ist also enger mit unserem Bewusstsein verbunden als andere vegetative Funktionen. Erregung, Schock, Angst, Freude und Gefühlserlebnisse beeinflussen unsere Atmung.

Die Atmung dient unter anderem dem Sprechen und Riechen. Im Sprechen geben wir etwas an die Außenwelt ab, beim Riechen nehmen wir etwas von der Außenwelt auf. Bei Atemstörungen sind also Beziehungen zur Umwelt gestört.

## Der Atem

Die beiden Pole Einatmen und Ausatmen bilden durch ihren ständigen Wechsel einen Rhythmus. Beide Pole sind aufeinander bezogen. Der eine existiert nicht ohne den anderen. Einatmen und Ausatmen gehören zusammen.

Bei der Einatmung entsteht *Spannung*, bei der Ausatmung *Entspannung*. Diese Entspannung fehlt dem Asthmatiker. Seine Ausatmung ist gedrosselt. Die kleinen Bronchien und Bronchiolen sind verengt, was durch einen Krampf der glatten Muskulatur, einen entzündlichen Reiz der Atemwege und eine allergische Schwellung der Schleimhaut verursacht wird.

Die Lunge ist das Organ, in dem sich Asthma abspielt. Sie ist in besonderem Maße Ausdrucksorgan seelischer Prozesse. Seelische Nöte kommen zur Sprache,
... wenn wir lachen und weinen,
... wenn wir seufzen und jammern,
... wenn wir sprechen und schimpfen,
... wenn wir flüstern und schreien,
... wenn uns bei Furcht und Schrecken der Atem stockt.

Glückliche Menschen atmen tief und langsam.

Der Atem spielt in der biblischen Schöpfungsgeschichte eine große Rolle. Gott hauchte dem „Erdenkloß" seinen göttlichen Atem (Odem) ein, und der Mensch wurde zu einer lebendigen Seele. Das griechische Worte für Seele heißt *psyche*. Es bedeutet: Atem, Hauch, Seele, Leben. Darum sagen wir auch:

- „Er hat sein Leben ausgehaucht."
- „Herr L. hat seinen letzten Atemzug getan."
- „Es ist kein Atem mehr in ihm."

Atem ist der Träger des Lebens. Er verbindet uns Menschen miteinander. Der Atem hat also etwas mit Kontakt und Beziehung zu tun.

## Luft und Atem in Redensarten

Es gibt viele Redensarten und Sprichwörter, die mit dem Atem verknüpft sind. Sie drücken in der Regel treffend aus, welche Lebensgrundstimmung bei einem Ereignis vorherrscht:

- „Die Frau bekam in dem Raum keine Luft mehr."
- „In dieser Gemeinschaft kann ich nicht mehr frei atmen."
- „Das Ereignis war für sie atem-beraubend."
- „Endlich kann ich wieder aufatmen!"
- „Der Mensch hat einen enormen Lufthunger."
- „Dieser Mensch nimmt mir die Luft zum Atmen."
- Ein Mensch „ringt nach Luft" oder kann „den Hals nicht voll genug bekommen".
- „Ihm bleibt die Luft weg."
- „Der bläht sich aber auf!"
- „Ich werde dir was husten."
- „Er schnappt vor Zorn nach Luft."

Wer den Worten genau nachspürt, entdeckt, wie viel Wahrheit sich hinter solchen spontanen Äußerungen verbirgt. Unsere Sprache hilft uns, den unbewussten Motiven einen Sinnzusammenhang zu verleihen. Mit den unbewussten Motiven werden auch die unverstandenen Ziele deutlich, die wir eigentlich verfolgen. Jeder Mensch verfolgt Ziele, der Gesunde und der weniger Gesunde. Diese Ziele können kooperativ, egoistisch oder gemeinschaftsfeindlich sein.

## Was beim Asthmaanfall geschieht

Bei einem Asthmaanfall erlebt der Betroffene dreierlei entweder gleichzeitig, getrennt voneinander oder nacheinander:

*a) Schleimhautschwellung*

Die Schleimhaut in den Bronchien, also die feinen Röhrchen innerhalb der beiden Lungenflügel, schwellen an und verengen den Querschnitt der Bronchien, die in Mitleidenschaft gezogen sind. Dadurch kann weniger Luft einströmen.

*b) Schleimabsonderung*
Die Schleimhaut sondert überdurchschnittlich viel zähen Schleim ab, sodass die Bronchien ebenfalls verengt werden und weniger Luft in die Lunge hineinlassen.

*c) Bronchialkrampf*
Die Röhrchen, die man Bronchien nennt, sind mit einer Muskulatur überzogen. Beim Asthmaanfall verkrampfen sich die Muskeln und pressen die Bronchien zu engen Röhren zusammen.

Alle drei Vorgänge verstärken sich wechselseitig, sodass nur wenig Luft in die Lunge einströmen kann. Die Verengung wird bei jeder Ausatmung noch verstärkt. Die Folge ist, dass die verbrauchte Luft nicht ausgeatmet werden kann. So füllt sich die Lunge zunehmend mit verbrauchter Luft.

Der Sonderschullehrer Werner Zenker, selbst Asthmatiker, beschreibt in einem Versuch, wie jeder Erwachsene einmal ausprobieren und nachempfinden kann, welche Nöte ein Asthmatiker erlebt: „Nehmen Sie eine Plastiktüte (etwa eine größere Gefriertüte). Atmen Sie in diese Tüte aus und ein, wobei Sie sie direkt an den Mund halten und darauf achten, dass keinerlei Frischluftzufuhr möglich ist. Sie erleben so in wenigen Minuten, fast im Zeitraffer, den Verlauf eines Asthmaanfalls von beginnender Atemnot bis zu starken Beschwerden mit Erstickungsgefühlen, begleitet durch die typischen Erscheinungen Herzklopfen, Sauerstoffunterversorgung und Schweißausbrüche.“[1]

Der Versuch hat den Sinn, die unaussprechliche Angst und Not eines Asthmatikers verstehen zu können.

## Die unterschiedlichen Formen des Asthmas

Es gibt nicht *das* Asthma. Diese Krankheit ist durch eine Vielzahl verschiedener Ursachen gekennzeichnet. So verschieden die Ursachen sind, so unterschiedlich können auch die Erscheinungsformen sein.

Für alle diese Komplikationen ist in erster Linie der Facharzt zuständig. Ein Seelsorger, der nicht genau mit diesem Krankheitsbild vertraut ist, sollte von der Behandlung grundsätzlich seine Finger lassen. Es gibt mindestens sechs verschiedene Asthmaformen:

*Infektasthma*

Viele neigen zu der irrigen Meinung, Asthma sei *grundsätzlich* das Ergebnis einer Erkältung. Häufig hat sich Asthma bei Kindern in der Tat aus Erkältungen entwickelt. Beim Infekt kommt es ähnlich wie beim Asthma zur Schleimhautschwellung und zur Schleimabsonderung.

*Allergisches Asthma*

Allergien bedeuten eine *Überempfindlichkeit.* Schon übermäßig viel Staub kann eine Allergie auslösen. Auch wenn man auf bestimmte Nahrungsmittel empfindlich reagiert, spricht man von Allergie. Der Körper eines allergischen Menschen reagiert auf viele Umweltbedingungen überempfindlich. Alles, was eine solche Allergie auslösen kann, wird *Allergen* genannt. Die Neigung, allergisch zu reagieren, kann erblich bedingt sein. Sie kann aber auch erworben werden. Je häufiger und intensiver der Kontakt mit solchen Allergenen stattfindet, desto wahrscheinlicher wird eine allergische Erkrankung. Dass Allergene allerdings nicht ausschließlich und auch nicht in erster Linie als Verursacher für Asthma angesehen werden dürfen, machen viele Forschungen deutlich. Denn schon die *Vorstellung* des Menschen kann einen allergischen Asthmaanfall auslösen.

Der amerikanische Arzt Larry Dossey schreibt dazu: „Die ökologisch-umweltbezogene Behandlungsform (...) beging den simplen Beurteilungsfehler, allergische Wirkstoffe einfach aus kausaler Sicht zu betrachten. ‚Allergisch' gegen eine Substanz zu sein, das war ein objektives Phänomen, dessen man sich therapeutisch annehmen konnte – so dachte man. Man beseitigte dann die Allergiestoffe, und das Asthma wird geheilt. Das derart vereinfachte Denken ließ die Tatsache unberücksichtigt, dass *nicht* allergische Personen asthmatische Beschwerden bekommen, wenn man ihnen suggeriert, sie seien gegen eine bestimmte (in Wahrheit unschädliche) Substanz allergisch. (...) Diese Erkenntnis ist keineswegs neu. Schon im Jahre 1930 beobachtete Hill, dass bereits das Bild einer Wiese mit Heublumen bei besonders empfindlichen Personen, einen Anfall von Heuschnupfen verursachen kann."[2]

Die Beispiele zeigen, wie geheimnisvoll Leib und Seele miteinander verknüpft sind.

*Nächtliches Asthma*

Viele Asthmaanfälle treten regelmäßig nachts auf. Auch die Angehörigen werden in die Störung des Schlafes mit hineingezogen. In beschlafenen Betten können sich Hausstaubmilben aufhalten, die das nächtliche Asthma auslösen. Aber auch regelmäßige Erwartungsangst (also eine sich selbst erfüllende Prophezeiung) kann den Anfall verursachen, da man ja regelrecht auf ihn „wartet".

*Anstrengungsasthma*

Bei ca. 80 Prozent der Asthmatiker kommt es bei körperlichen Belastungen zu Atemnotstörungen. Dann tritt eine Verkrampfung der Bronchien ein. Der Vorteil ist, dass

Atembeschwerden, die durch große Anstrengungen entstanden sind, nach etwa 20 bis 30 Minuten wieder abklingen.

*Seelisch verursachtes Asthma*
Wahrscheinlich gibt es keine seelischen Ursachen, die allein für Asthma verantwortlich sind. Aber welche Faktoren verstärken Asthma?

- Die Angst, am normalen Leben nicht teilnehmen zu können;
- die Angst, auf der Leistungsebene nicht mithalten zu können;
- Kinder und Erwachsene lernen, sich vor bestimmten Lebensaufgaben zu drücken;
- Kinder und Erwachsene lernen, ihren Willen mit Asthma durchzusetzen;
- problematische Ereignisse, Tod eines Elternteils, Tod eines Geschwisters, Geburt eines weiteren Geschwisters u. ä. können Asthma auslösen oder verstärken.

*Asthma auslösende Substanzen*
Bei vielen Asthmatikern besteht die Neigung, auf verschiedene Substanzen mit Atemnot zu reagieren. Dazu gehören
- extreme Hitze oder Kälte,
- stechende, beißende Gerüche,
- übermäßig trockene oder feuchte Luft,
- starke Staubentwicklung,
- beißender Rauch und Qualm.

## Was den Asthmatiker kennzeichnet

Asthma ist ein besonders eindrucksvolles Beispiel für psychosomatische Zusammenhänge. Der Asthmaanfall wird vom Betroffenen als lebensbedrohliche Erstickung erlebt. Der Asthmatiker ringt nach Luft und kann doch in Wirklichkeit die Luft nicht loswerden.

*a) Husten statt Weinen*

Für jeden, der es miterlebt, ist nachvollziehbar, wie der Asthmatiker innerhalb weniger Minuten von seinen Leiden überfallen und gequält wird. Die Asthmabeschwerden sind sichtbar und hörbar. In der Psychosomatik wird immer wieder darauf hingewiesen, dass der Asthmaanfall wie ein unterdrücktes Weinen wirkt bzw. wie ein Schrei sowohl *nach* der Mutter als auch *gegen* die Mutter. Viele Forscher sind der Ansicht, dass sich im Bronchial-Asthma eine schwere Störung der Mutter-Kind-Beziehung äußert. Die Abhängigkeit von der Mutter wird gleichzeitig sowohl ersehnt als auch abgelehnt.

*b) Seelische Auslöser für asthmatische Anfälle*

Psychosomatiker haben drei Asthma-Typen herauskristallisiert, die vor einem Anfall mit bestimmten psychischen Erlebnissen konfrontiert wurden.

*Typ 1*: Bei ihm können Trennungsängste und die Angst, abgelehnt zu werden, vorausgegangen sein.

*Typ 2*: Vor dem Anfall erlebt der Patient heftige aggressive Gefühle, die er aber aus unterschiedlichen Gründen nicht äußern kann. Dieses unterdrückte Gefühl setzt den Anfall in Gang.

*Typ 3*: Es handelt sich um Menschen, die unfähig sind, sich abzugrenzen und erfolgreich zur Wehr zu setzen. Sie reagieren eher weich und angepasst. Asthmatische Erwachsene neigen in problematischen Situationen dazu, sich zurückzuziehen, sich innerlich und äußerlich zu distanzieren und unangenehme Ereignisse zu übersehen.

*c) Gehäufte Asthmaanfälle können Entscheidungen steuern und beeinflussen*

Herr B. ist seit vielen Jahren Asthmatiker. Eine erhebliche Verschlechterung ist eingetreten, nachdem seine Frau mit dem Gedanken spielt, eine Modeboutique zu eröffnen. Herr B. ist mit diesem Plan überhaupt nicht einverstanden. Er hat Angst, seine Frau nur noch am Wochenende zu sehen. Außerdem plagen ihn finanzielle Befürchtungen. Jedes Mal, wenn seine Frau mit ihrem Plan einen guten Schritt vorwärts kommt, reagiert Herr B. mit einem schweren Asthmaanfall. Der Zusammenhang ist offenkundig. Seine Frau verspricht ihm, ihren Boutique-Plan nicht in die Tat umzusetzen, solange die Asthmaanfälle nicht deutlich nachgelassen haben. Diese Anfälle werden selbstverständlich nicht bewusst lanciert, sondern spiegeln eine Abwehr wider, die nicht verbal, sondern körperlich zur Sprache gebracht wird.

*d) Geben und Nehmen befinden sich nicht im Gleichgewicht*

Wie bereits erwähnt, stellt der Atem ein gleichmäßiges Wechselspiel zwischen Einatmen und Ausatmen, zwischen Geben und Nehmen dar. Der Asthmatiker will viel nehmen, er atmet voll ein und die Lunge überbläht sich. Die Folge ist ein Atemkrampf. Jedes Ungleichgewicht zerstört den ausgependelten Rhythmus. Das Nehmen steht bei Asthmatikern im Vordergrund. Sie können schlecht hergeben. Dies gilt auch für Menschen, die nur zu geben scheinen. Es geht um das Nehmen-*Wollen*, um das Nicht-loslassen-Wollen, um das Haben-Wollen, um das Geliebt-werden-Wollen. Der Asthmatiker vergiftet sich, weil er das Verbrauchte, die Kohlensäure, schlecht abgeben kann.

Die Bibel beschreibt den umgekehrten Rhythmus, der uns beglückt und erfüllt: „Denkt an die Worte des Herrn Jesus, der gesagt hat: Geben ist seliger als nehmen“ (Apostelgeschichte 20, 35).

In der so genannten Bergpredigt, die im übertragenen Sinne als „Regierungserklärung" Jesu bezeichnet werden kann, heißt es: Schenkt, dann werdet ihr beschenkt werden, und zwar so überreich, dass ihr gar nicht alles fassen könnt (vgl. Lukas 6, 38).

Geben und Schenken – ein geistliches und therapeutisches Ziel. Wenn Gedanken und Vorstellungen, die unlösbar mit Nervensystem und Atmung verbunden sind, korrigiert werden, dann üben wir eine neue Lebensgrundeinstellung ein. Der Rhythmus von Einatmen und Ausatmen kann ins Gleichgewicht kommen.

*e) Der Asthmatiker schließt sich ab*

Jeder Mensch „macht zu", wenn Unangenehmes von außen in ihn eindringt. Es gibt Stoffe und Gase, die den Körper veranlassen, sich durch eine reflektorische Schutzreaktion abzuschließen. Der Asthmatiker erlebt die harmlosesten Stoffe der Umwelt bereits als lebensbedrohlich und verschließt sich dementsprechend.

Die griechische Sprache kennzeichnet mit Asthma *Engbrüstigkeit*. Im Lateinischen heißt eng *angustus*. Dieses Wort ist mit Angst verwandt. Angst und Enge sind untrennbar miteinander verbunden. Asthma erzeugt Angst und Angst verstärkt das asthmatische Geschehen. Wovor verschließt sich der Asthmatiker? Was wehrt er ab?

*f) Der Dominanzanspruch des Asthmatikers*

Der Asthmatiker will herrschen, gesteht sich aber diesen Herrschaftsanspruch nicht ein. Sein Anspruch verschiebt sich in den Körper. So kann es zu der buchstäblichen „Aufgeblasenheit" kommen. Der Asthmatiker kann nur schwer mit Herrschaftsansprüchen anderer umgehen. Wird seine Dominanz in Frage gestellt, verschlägt es ihm die Sprache. Er kann nicht ruhig ausatmen. Besonders bedrohlich sind

Asthmaanfälle, wenn der Betroffene mit der Dominanz anderer Menschen konfrontiert wird. Das können Partner oder Vorgesetzte sein. Je mehr sein Machtanspruch in Frage gestellt wird, desto drastischer erlebt er seine Schwäche und Hilflosigkeit, sein Gefühl des Klein-Seins.

## Asthma und Ehebruch – ein Fallbeispiel

Frau B. ist 32 Jahre alt, verheiratet und hat zwei Kinder im Alter von sechs und vier Jahren. Sie schildert, dass sie eine gläubige Frau sei und alles Schmutzige im Leben hasse. Im Laufe des ersten Gesprächs betont sie auffallend häufig ihre Abneigung gegen Sünde, Unrecht, Schmutz und vor allem gegen sittliche Ausschweifungen.

Seit zwei Jahren leidet sie unter Asthma. Ihre Ehe schildert sie als glücklich. Allerdings seien die ehelichen Beziehungen seit den Asthmaanfällen getrübt. Sie versucht selbst, Zusammenhänge aufzuzeigen, und erzählt, dass sie vor zwei Jahren mit einer Reisegesellschaft nach Mallorca in Urlaub gefahren sei. Ihr Mann sei ein introvertierter, distanzierter und etwas gehemmter Mann, der auch in Liebesangelegenheiten nicht allzu sehr aus sich herausgehe. Auf der Insel habe eine ausgelassene Atmosphäre geherrscht und es hätten sich einige Duzfreundschaften ergeben. Eines Abends sei es zu intimen Beziehungen mit einem der Reiseteilnehmer gekommen, der ebenfalls mit seiner Frau auf der Insel Urlaub machte. Es sei „leider bis zum Letzten" gekommen, wie sie sich ausdrückt, worunter sie seither sehr leide. Im Grunde sei sie aber frigide und könne nicht verstehen, dass es überhaupt so weit kommen konnte. Da ihr Mann so kühl und zurückhaltend sei, wäre es für den offenherzigen und charmanten Mann leichter gewesen, sie zu umgarnen. Sie hätte sich stark geziert, aber das hätte dem Herrn allem Anschein nach besondere Verführungskräfte verliehen. Von vornherein hätte sie sich gegen die Fahrt gesträubt, gegen das weltliche Unternehmen, gegen die lockere Atmosphäre und gegen die Leichtfertigkeit einiger Frauen. Ihre Sünde könne sie sich nicht verzeihen. Sie sei unendlich tief gesunken, aber dafür müsse sie mit Anfällen büßen. Die „Sache“ sei etwa gegen 20 Uhr passiert und am nächsten Tag hatte sie zum ersten Mal – wiederum abends gegen 20 Uhr – einen Asthmaanfall.

Asthmaanfälle bekäme sie auch heute nur abends und immer kurz vor dem Essen – wie damals auf Mallorca. Weiterhin sei merkwürdig, dass sie seit der Zeit keine Bratwürstchen mehr genießen könne, ohne nicht anschließend „Quaddeln im Gesicht“ zu bekommen. Die Haut sei rot und geschwollen und sie hätte jedes Mal den Eindruck, in Brennnesseln gelegen zu haben. Der Arzt, den sie befragt habe, hätte auf *Nesselsucht* getippt und ihr Menthol-Spiritus und Zitronensaft zur Linderung empfohlen. Nach einem halben Tag seien die geröteten Schwellungen wieder verschwunden. An dem Abend, an dem der Ehebruch passierte, hätte ihr Mann auf einem Grillgerät für eine Party Würstchen gegrillt.

Verständnishilfen für die Seelsorge – Persönlichkeitsmerkmale von Frau B.:

*a) Überempfindlichkeit*

Den Asthmatiker charakterisiert im allgemeinen eine Überempfindlichkeit. Sie ist recht häufig anzutreffen. Zurückzuführen ist das auf die besondere Sensibilität von Asthmatikern. Überempfindlich reagieren sie meist – wie unsere Ratsuchende – auf in ihren Augen unmoralisches bzw. verwerfliches Verhalten in ihrem sozialen Umfeld. Unterläuft ihnen selbst ein Fehler, reagieren sie selbstverständlich auch überempfindlich. Viele Asthmatiker richten ihr Leben an hohen moralischen Maßstäben aus. Sie möchten sauber, anständig, ehrlich und sündlos leben. Sie leiden, wenn ihre Umgebung oder sie selbst diese Tugenden missachten. Im Grunde möchten sie am liebsten das Unrecht in der Welt ausmerzen und den Schmutz entfernen. Sie entwickeln starke innere Aggressionen gegen alles Böse und Sündhafte.

*b) Asthmatiker sind oft hingabegestört*

Der Asthmakranke hat das Gefühl, während eines Anfalls, der oft in der Nacht auftritt und meist mehrere Stunden dauert, nicht genügend Luft in seine Lunge zu bekommen. Er glaubt, nicht ausreichend *einatmen* zu können. Im Grunde genommen beruht die Atemstörung aber auf einer behinderten *Ausatmung*. Beim Ausatmen bleibt mehr Luft in der Lunge zurück als üblich, und daher ist es beim nächsten Atemzug nicht möglich, eine ausreichende Menge Luft einzuatmen. Die unvollkommene Ausatmung bedingt, dass die Lunge langsam immer mehr aufgebläht wird. Das Gesicht des Betroffenen ist während des Anfalls bläulich verfärbt. Wie ist der psychologische Zusammenhang zu sehen? Der Asthmatiker ist oft hingabegestört. Er ist unfähig zur Liebe. „Hingabegestört" – das bedeutet nicht in erster Linie eine sexuelle Störung. Hingabegestört ist der, der ständig selbst die Fäden in der Hand behalten will, der nicht außer Kontrolle geraten will, der ein „Macher" ist und bleiben will. So wie diese Frau, deren Hingabestörung sich in Frigidität äußert. Sie sagt ein *Nein* zu dieser Welt. Und damit zur Ausatmung als einem Akt der Hingabe. Sie will ihren Atem in diese abscheuliche Welt nicht hineinblasen.

*c) Die „Bratwurst-Allergie"*

Was verstehen wir unter einer *Allergie*? Ich rufe noch einmal ins Gedächtnis zurück: Wenn körperfremde Stoffe, *Allergene*, in den Organismus eindringen, entstehen bestimmte

Veränderungen, die man Allergie nennt. Solche „körperfremden Stoffe“, die über Mund und Magen mit Nahrungsmitteln oder mit der eingeatmeten Luft in den Körper eindringen, rufen Antikörper auf den Plan. Der Organismus wehrt sich und die Antikörper rufen die Allergie hervor. Eine allergische Reaktion hängt aber auch von der psychischen Verfassung bzw. von der vegetativen Reaktionslage ab. Einige Psychosomatiker vermuten, dass die Überempfindlichkeit gegen bestimmte Nahrungsmittel nichts anderes bedeutet als eine *psychische* Überempfindlichkeit. Die Ratsuchende hat aber in ihrem Leben – wie sie berichtet – immer gern Bratwürstchen gegessen und niemals allergische Reaktionen gezeigt. Seit dem „berüchtigten Abend auf Mallorca“ ist das allerdings grundlegend anders. Schon der Gedanke an ein Bratwürstchen ruft blitzartig das Geschehen im Urlaub wach und kann asthmaartige Beschwerden verursachen. In diesem Fall muss man annehmen, dass das traumatische Erlebnis eine Hypersensibilisierung nach sich gezogen und allergischen Reaktionen den Weg gebahnt hat.

*d) Abhängigkeit*

Auch *Abhängigkeit* kennzeichnet den Allergiker in besonderem Maße. Er fühlt sich abhängig von der Luft, vom Nebel, vom Sonnenschein, vom Regen, von Kälte und Wärme, von Staub und Geruch, von Menschen, mit denen er in einem Raum zusammensein muss. Er zeigt Abwehrhaltungen, die oft jeden normalen Rahmen sprengen. Und weil er so abhängig ist, sich so abhängig *macht*, schränkt er damit seine Lebensmöglichkeiten, seine Aktivität, seine beruflichen Chancen und seine Gemeinschaftsfähigkeit ein. Er will sich nicht beschmutzen und nicht vereinnahmen lassen. Auch die Ratsuchende lässt durchblicken, dass sie eine starke Abneigung gegen das Reisebüro als „weltliches Unternehmen“, gegen die „lockere Atmosphäre“, gegen die „Leichtfertigkeit der

Frauen“ etc. empfunden hat. Sie hat ihren Mann gewarnt – der nicht hören wollte. Jetzt muss er die Folgen tragen. Die *anderen* sind die Bösewichte, die anderen sind schuld. Nicht sie selbst hat den Ehebruch verschuldet, nein, sie ist *verführt worden*. Ihren Mann erlebt sie als kalt, introvertiert und distanziert, der Verführer hatte mit ihr leichtes Spiel. Sie hat sich widersetzt, sie hat sich „stark geziert“ und damit ihren Abscheu gegen die Verführung zum Ausdruck gebracht. Der andere war stärker und raffinierter.

*e) Schuldgefühl und seine Funktion*

Die Ratsuchende kann sich die Sünde nicht verzeihen. Das ist ein herausragendes Symptom, das für die Seelsorge eine wichtige Rolle spielt. Sie wollte in ihrem Leben und Denken eine vollkommene Christin sein. Mit Entschiedenheit hat sie sich bisher gegen Sünde und Schmutz gewehrt. Sie wollte „gut“ sein, moralisch einwandfrei, eine tapfere Kämpferin gegen alle Sittenlosigkeit. Durch den Ehebruch sei sie „unendlich tief gesunken“. Sie hat ihre moralische Überlegenheit eingebüßt. Sie kann nicht mehr ganz oben stehen, so wie sie es gern möchte. Unbewusst huldigte sie einem Pharisäertum, einem moralischen Überlegenheitsstreben. Unbewusst entwertete sie ihre Umgebung, ihre Mitmenschen, die Mitreisenden. Ihre Kritik setzte andere herab und brachte sie selbst nach oben. Schuldgefühle weisen in die Vergangenheit und stören die Gegenwart. Die Ratsuchende hat Gott schon hundertmal um Vergebung gebeten. Sie glaubt aber, dass sie durch ihre Schuld bis in die Ewigkeit einen letzten Makel mit sich herumschleppen wird. Gott ist in ihren Augen sicherlich gnädig, kann aber diese Ungeheuerlichkeit nicht mit Stumpf und Stiel ausrotten. Ihre Anfälle sind die „gerechte Strafe“ für ein verwerfliches Verhalten. Ihrem Mann hat sie die Verfehlung gebeichtet. Sie glaubt nun, mit ihrer körperlichen Bestrafung die Sünde abbüßen zu können. Wieder leuchtet die Überheblichkeit aus allen Schlupflöchern hervor. Noch in ihrer Selbstbestrafung will sie ganz oben sein. Mit ihrem Leiden möchte sie eine Gerechtigkeit demonstrieren, die weit von der biblischen entfernt ist. Sie kann sich vieles schenken lassen, aber nicht alles. Sie muss abbüßen und sie hat ein wunderbares Alibi zur Hand, wenn sie auch bei ihrem Mann hingabeunfähig ist. Die Sünde von damals blockiert ihr Glück von heute. Sie glaubt mit dem *Kopf* an die Vergebung, aber nicht mit *Leib und Seele*. Der amerikanische Arzt und Psychotherapeut H. Mosak hat 14 charakteristische Lebensstile gekennzeichnet, die im Leben häufig wiederkehren. Einer davon – der siebte – gibt treffend das Verhalten der Ratsuchenden wider.

„Der Mensch, der ‚gut' sein will, möchte nach höheren moralischen Maßstäben leben als seine Mitmenschen. Manchmal sind diese Maßstäbe sogar höher als die Gottes, denn er handelt so, als ob Gott Sünden vergeben würde, die er selbst nicht vergeben kann. Dieses Gutsein kann er als moralische Überlegenheit ausspielen und sich dadurch nicht nur selbst über andere stellen, sondern tatsächlich die anderen, ‚minderwertigen Menschen' entmutigen. Dieses Verhalten findet man häufig bei ‚Musterkindern' oder Frauen von Alkoholikern."[3]

Schuldgefühle begleiten auch die asthmatischen Anfälle und die allergischen Reaktionen der Ratsuchenden. Sie *benutzt* ihre Schuldgefühle, um die quälende Erinnerung an die Vergangenheit wach zu halten. Als ich der Ratsuchenden einen bedeutenden und vollmächtigen Seelsorger nannte, der ihr im Namen Jesu die Sünden vergeben könne, wehrte sie mit der Feststellung ab, dass sie für ihre Sünden noch nicht genügend bestraft worden sei. Der Ehemann sagte in einem Gespräch von seiner Frau, und das hörte sich wie unumstößliche Selbstverständlichkeit an: „Meine Frau kann ohne Heiligenschein nicht leben!"

*f) Vergebene und vergessene Schuld befreit*

Wir zitieren gern das Wort: „Das will ich dir wohl vergeben, aber vergessen kann ich das niemals." Das kann man nicht Konfliktbereinigung nennen. Die zwischenmenschliche Beziehung ist weiterhin gestört. Würde sich Gott ähnlich verhalten, müsste auch das Verhältnis zwischen ihm und uns gestört bleiben. Gott aber vergibt *und* vergisst. Er tilgt auch die Erinnerung an Sünde und Schuld. Nichts bleibt zurück. Der Psalm 32 bestätigt, dass wir ausgeglichen und glücklich werden, wenn wir unsere Sünden bekennen und Vergebung erlangen. Die ersten beiden Verse machen den Zusammenhang deutlich: „Glücklich ist der, dessen Übertretung vergeben, dessen Sünde zugedeckt ist. Glückselig ist der Mensch, dem der Herr die Ungerechtigkeit nicht zurechnet und in dessen Herz es keine Falschheit gibt. Als ich es verschweigen wollte, verzehrten sich meine Gebeine durch mein andauerndes Stöhnen." Die Organe reagierten. Der Leib wird in Mitleidenschaft gezogen. „Die Gebeine" schmerzen und plagen den Menschen. Schuldgefühle stören den Organismus und bereiten uns ein gesamtheitliches Unwohl-Sein.

## Fragen zur Selbstprüfung

- Gibt es Probleme, die Ihnen den Atem rauben?
- Können Sie sich Wut, Ärger und Aggressionen eingestehen oder reagieren Sie die Gefühle über den Körper ab?
- Gibt es Bereiche, in denen Sie stärker nehmen statt geben wollen?
- Erleben Sie Auseinandersetzungen mit Vorgesetzten oder Familienangehörigen, bei denen Ihr Machtanspruch in Frage gestellt wird?

- Wovor verschließen Sie sich?
- Was lassen Sie nicht an sich heran?
- Welche Redewendungen, die sich auf Ihr Atmungssystem beziehen, lieben Sie besonders?
- Welche Umstände engen Sie in Ihren Entfaltungsmöglichkeiten ein?
- Sind Sie bereit, an einem oder mehreren Punkten, die Sie deutlich identifiziert haben, zu arbeiten?

## Fragen an Eltern von Asthma-Kindern

Zu betrachten sind hier problematische Verhaltensweisen, die Angst und Befürchtungen wecken, die Leistungsfähigkeit des Kindes schmälern und damit der Gesundung entgegenwirken:

- Fragen Sie Ihr Kind täglich nach seinem Befinden?
- Kontrollieren Sie seine Atmung?
- Warnen Sie Ihr Kind vor körperlichen Anstrengungen?
- Führen Sie in anfallsfreien Zeiten überflüssige Maßnahmen durch? (Einreiben mit Menthol, Trinken von Asthma-Tees etc.)
- Achten Sie bei Ihrem Asthma-Kind besonders auf warme Kleidung, und verwöhnen Sie es?
- Nehmen Sie Ihrem Kind Dinge ab, die es eigentlich selbst erledigen kann?
- Engen Sie den Bewegungsraum des Kindes ein, um es zu schützen und vor Asthma zu bewahren?
- Sprechen Sie häufig *für* das Kind Befürchtungen und Ängste aus, die das Kind womöglich haben *könnte*?
- Kann es sein, dass Sie Ihr Kind überfordern?
- Zieht Ihr Kind Vorteile aus seinem Kranksein?

- Lehnt sich Ihr Kind stark an Erwachsene an?
- Können Sie Ihr krankes Kind als Heranwachsenden loslassen?
- Bekommt Ihr Kind in der Krankheitsphase besondere Zuwendungen, welcher Art auch immer?

# VIII. Die Persönlichkeit des Herzinfarktgefährdeten

Der Volksmund spricht von „Managerkrankheiten“, wenn von Herzinfarkt und Kreislaufkrankheiten die Rede ist. Der Herzinfarkt ist immer noch die häufigste Todesart der westlichen Welt. Er bedroht aber nicht nur Manager, die unter großem Zeit- und Erfolgsdruck arbeiten. Wenn Männer *und* Frauen wetteifern, karrierebewusst leben, andere überflügeln wollen und das Höchstmögliche anstreben, reagieren sie in der Regel mit Herzbeschwerden. Inzwischen sind die maßgeblichen Risikofaktoren genau analysiert worden. Je mehr Risikofaktoren ein Mensch in sich vereinigt, desto größer ist die Wahrscheinlichkeit, dass er einem Infarkt erliegt.

## Risikofaktoren

*a) Üppige Ernährung*
Wer viel tierische Fette, also eine cholesterinreiche Nahrung, und gesättigte Fettsäuren zu sich nimmt, erhöht sein Infarkt-Risiko enorm. Es ist interessant, dass in Kriegs- und Notzeiten Herzinfarkte und Herzgefäßerkrankungen rapide abnehmen.

*b) Erhöhter Blutfettspiegel*
Der erhöhte Blutfettspiegel kann durch üppige Nahrung hervorgerufen werden. Es gibt allerdings auch *vererbte* Fett-

stoffwechselstörungen. Die unterschiedlichen Typen der Fettstoffwechselstörung bedürfen einer besonderen Behandlung.

*c) Erhöhter Blutdruck*

Die Hypertonie, der erhöhte Blutdruck, verschlimmert die Arteriosklerose der Herzkranzgefäße. Je höher der Blutdruck, desto höher das Risiko. Allein in der Bundesrepublik rechnet man mit sechs Millionen Hypertonikern. Ist der Blutdruck sehr hoch, muss das Herz bis zu 50 Prozent mehr leisten als bei normalem Blutdruck. Die Hypertonie gehört mit zu den psychosomatischen Krankheiten, die durch einen bestimmten Lebensstil verursacht werden.

*d) Übermäßiger Tabakgenuss*

Viele Untersuchungen zeigen unmissverständlich, dass zwischen Rauchen und Herz-Kreislauf-Krankheiten ein enger Zusammenhang besteht. „In den jüngeren und mittleren Altersgruppen zwischen 35 und 54 Jahren übersteigt die Sterberate von starken Rauchern die der Nichtraucher um das Zwei- bis Dreifache. Für einen 30-jährigen Raucher mit einem durchschnittlichen Tageskonsum von ein bis zwei Päckchen Zigaretten liegt die Lebenserwartung um durchschnittlich sechs Jahre unter der eines Nichtrauchers.“[1]

Mehr als 20 Zigaretten pro Tag erhöhen die Gefahr des Herzinfarktes auf das Sechsfache im Vergleich zum Nichtraucher. Treffen hoher Blutdruck, erhöhter Blutfettgehalt und das Rauchen zusammen, steigt das Infarktrisiko auf das Zehnfache. Der Herzspezialist Dr. L. Kruitoff schreibt: „Bei weiterer Auswertung fand sich, dass in der Altersgruppe zwischen 50 und 75 diese Todesursachen (Herzkranzgefäße) unter den Rauchern 95 Prozent höher waren als bei Nichtrauchern.“[2]

*e) Zuckerkrankheit*

Der Diabetes mellitus, die Zuckerkrankheit, lässt arteriosklerotische Durchblutungsstörungen vermehrt und schneller entstehen und führt also auch zu Durchblutungsstörungen in den Koronargefäßen.

*f) Erhöhter Harnsäurespiegel*

Ein erhöhter Harnsäurespiegel führt häufig zu Koronarerkrankungen. Durch Diät und Medikamente lässt sich der Harnsäurespiegel normalisieren.

*g) Übergewicht*

Übergewicht ist ebenfalls ein bedeutender Risikofaktor für Herzinfarkt. Es werden zwar heute genauso viele Nahrungsmittel gegessen wie vor 50 Jahren, aber wir verbrennen aufgrund geringerer körperlicher Arbeit davon weniger als früher. Sie werden in Form von Fett abgelagert und schädigen das Herz. Das Idealgewicht, das weitgehend unserer Lebensform entspricht, wird heute folgendermaßen errechnet:

$$\frac{\text{Größe in cm x mittlerem Brustumfang}}{240}$$

Nehmen wir an, eine Person sei 171 cm groß und der mittlere Brustumfang (Mittelwert zwischen tiefster Ein- und Ausatmung) ist 96 cm, so ergibt die Rechnung 171 x 96 : 240 = 68,3 kg. Zweifellos ist für viele Menschen die Esslust auch psychogener Natur.

*h) Sitzende Lebensweise*

Die sitzende Lebensweise, ohne regelmäßige sportliche Betätigung, fördert eindeutig die Neigung zum Herzinfarkt. Gelegentliche schwere körperliche Arbeit hält gesund. Die Herzkranzgefäße bleiben elastisch und funktionstüchtig.

Ein Beispiel aus dem Tierreich bietet dafür einen guten Beleg: In den nördlichen Regionen, in der Nähe des Polarkreises, leben Hunde einer bestimmten Rasse, die normalerweise als Zugtiere für Schlitten benutzt werden und schwere Arbeit leisten müssen. Das Leben dieser Hunde verkürzt sich auf die Hälfte, wenn man sie nicht arbeiten lässt.

Viele Sportler werden oft von Herzbeschwerden befallen, wenn sie mit dem Sport aufhören. In diesen Zusammenhang gehört, dass schädliche Stoffwechselprodukte, die durch geistige Arbeit, Ärger und Aufregung entstehen, am schnellsten und wirkungsvollsten durch körperliche Anstrengung ausgeschieden werden.

*i) Stress*

Der Herzinfarktspezialist Dr. Kruitoff erläutert: „Seelische Belastung, die von dem Betroffenen nicht mehr ausgeglichen werden kann, Kummer, Kränkung, jegliche Art von Unlustgefühlen sind andere Ursachen für die Entstehung des Infarktes. Meiner Erfahrung nach ist Stress einer der Hauptursachen. Ich habe bei meinen Patienten immer wieder gesehen, dass Herzschmerzen und Herzanfälle verschwinden, wenn die seelische Belastung nicht mehr besteht, wenn die Kränkung nicht mehr vorhanden ist. Ich habe fast immer wieder gesehen, dass fast stets der Stress die eigentliche Auslösung eines Infarktes dargestellt hat.“[3]

Herz*angst*, Herz*eleid*, *gebrochene* Herzen, *zugeschnürte* Herzen und Herz*schmerzen*, die seelisch bedingt sind, belasten uns und machen uns krank. Wie krankmachend Stressfaktoren sind, spiegeln die Elektrokardiogramme von gesunden Menschen wider, die man zunächst unter normalen Belastungen untersucht und die dann in Hypnose eine Gerichtsverhandlung durchleben müssen, in der sie unschuldig zum Tode verurteilt werden. Die Elektrokardiogramme der

Hypnotisierten weisen alle Anzeichen schwerster Durchblutungsnot und Herzmuskelschädigungen auf.

Lässt man diese Menschen aus der Hypnose erwachen, sodass keine Erinnerung an das Erlebte mehr vorliegt, sind die jetzt geschriebenen Elektrokardiogramme wieder normal. Herzspezialisten sind davon überzeugt, dass diese Beispiele eindringliche Beweise für den Zusammenhang zwischen seelischen Erlebnissen und körperlichen Schäden darstellen.

Es sind besonders Erfahrungen von Verlust und Bedrohung, die sich sehr schädigend auf das Herz auswirken. Dabei geht es nicht nur um den Verlust von Eltern, Kindern oder um den Verlust des Arbeitsplatzes, sondern auch um den Verlust des Selbstwertgefühles. Bedrohung bedeutet: Der Status, die Gesundheit, die Sicherheit, der Erfolg, die Karriere und der Ruf sind in Frage gestellt.

*j) Das Alter*

Es besteht kein Zweifel, dass bestimmte Altersgruppen für den Herzinfarkt besonders prädestiniert sind. Etwa ab dem 50. Lebensjahr steigt die Todesziffer rapide an. Eine Untersuchung aus Amerika verdeutlicht, dass fast 60 Prozent aller Verstorbenen Opfer von Herz- und Kreislaufkrankheiten wurden. In Österreich und in der Bundesrepublik Deutschland ist die Todesrate von Herz- und Kreislauferkrankten fast doppelt so hoch wie die Rate der Krebstoten. Nach dem 45. Lebensjahr weisen alle Menschen geringere oder erheblichere arteriosklerotische Veränderungen an den Herzkranzgefäßen auf. Aber wir wissen, dass Arteriosklerose allein keineswegs zu Herzschmerzen führt.

## Lebensstil und Organwahl

Einige Psychosomatiker haben nachgewiesen, dass gewisse unbewusste, chronische Verhaltensweisen und Gefühlseinstellungen, chronische Emotionen und Lebensstilhaltungen für bestimmte Organerkrankungen mit verantwortlich sind. Die Professoren Hoff und Ringel beschreiben das so: „Man hat in der psychosomatischen Pathogenese (also in der Krankheitsentstehung der seelisch bedingten Körperstörung) nach *chronischen unbewussten Emotionen* zu forschen. Aus dem Gesagten ergibt sich zwangsläufig, dass sich der eigentliche Begriff der modernen Psychosomatik erst dort erschließt, wo die tiefenpsychologischen Erkenntnisse in die Lehre vom Zusammenspiel von Seele und Körper Berücksichtigung erfahren.“[4]

Bestimmte Organerkrankungen setzen also einen *Lebensstil* voraus, der sich von Kindheit an einschleift. Was verstehen wir unter einem Lebensstil?

Der Lebensstil ist nach Alfred Adler

- die für diesen Menschen charakteristische Haltung zum Leben,
- der Rhythmus seiner persönlichen Gangart,
- die Summe der Verhaltens- und Reaktionsmuster im Denken, Handeln und Wollen,
- die persönliche Note, wie er Schwierigkeiten bewältigt und Erlebnisse verarbeitet,
- die Art und Weise, wie er zupackt, etwas wagt, resigniert, flieht oder angreift, wie er aus Erfahrungen Kapital schlägt und Wasser auf seine Mühlen leitet,
- das individuelle Verhaltensmodell, das zeigt, welche Meinung er über sich selbst hat, über die Welt, das Leben und über Gott,

- das individuelle Bewegungsgesetz, das unbewusste Ziele ansteuert und nach seiner privaten Logik Entscheidungen trifft.

Bestimmte Konflikte sind an bestimmte Verhaltensmuster gebunden. Wenn wir also berufliche, familiäre oder andere Überlastungen beim Herz-Kreislauf-Kranken finden, dann sollten wir keineswegs nach den „Ursachen“ forschen, sondern uns seinen Lebensstil genau ansehen, sein individuelles Lebensgesetz erforschen.

Nicht die Belastung macht den Manager krank, sondern der *Lebensstil, der von der Persönlichkeit schon als Kind eintrainiert worden ist.* Hat sich jahrelang, oft jahrzehntelang, ein psychosomatisches Reaktions- und Verhaltensmuster in der Persönlichkeit fest verwurzelt, das negativ das Herz- und Kreislaufsystem belastet, muss der Mensch mit bestimmten Krankheiten rechnen.

Ringel und Hoff schreiben über die Zusammenhänge: „Bei zahlreichen psychosomatischen Erkrankungen, zum Beispiel beim Ulkus (Geschwür), bei der Managerkrankheit, bei der Hypertonie (Bluthochdruck) ist uns (und anderen) an den Patienten ein Lebensstil aufgefallen, der immer wieder ein bestimmtes Organ (bzw. Organsystem), und zwar etwa das, welches dann schließlich erkrankt, unter den chronischen Druck schwerer äußerer Belastung setzt. Wir zweifeln keinen Moment daran, dass in all diesen Fällen der Lebensstil ein wesentlicher Faktor bei der Organwahl gewesen ist.“[5]

Sofort erhebt sich die Frage: Ist der Lebensstil dem Menschen *von außen* aufgedrängt worden oder ist er eine Schöpfung des Menschen und entspricht damit der schöpferischen Aktivität der Persönlichkeit? Viele Menschen neigen dazu, für ihren Lebensstil andere Faktoren verantwortlich zu machen:

- die Zeitumstände,
- die fortschreitende Technik und Zivilisation,
- die Überarbeitung,
- die Hektik unserer Zeit,
- die falsche Ernährung,
- die Vermassung unserer Gesellschaft,
- die Mechanisierung und Automation,
- die Reizüberflutung.

Diese Erklärungen kommen vielen Menschen entgegen. Sie haben damit die Möglichkeit,
- sich von jeder Mitschuld freizusprechen,
- die Verantwortung den Umständen, dem Schicksal, der Gesellschaft und damit den anderen zuzuschieben,
- sich als *Opfer* der Zeit zu verstehen und aus gewissen Erkrankungen, die eintreten, auch noch Kapital zu schlagen,
- sich der lästigen Verpflichtung zu entziehen, sich selbst zu erforschen, den eigenen Lebensstil kritisch zu betrachten und – unter Umständen – schmerzhafte Änderungen des Lebensstils vorzunehmen.

Unmissverständlich muss dabei gesagt werden, dass der gesunde Mensch durchaus in der Lage ist, seine Lebensumstände zu ändern, seine Arbeits- und Essgewohnheiten umzustellen und notfalls seinen Arbeitsrhythmus anders und besser einzuteilen.

## Lebensstil und Managerkrankheit

Der Zusammenhang zwischen Lebensstil und Managerkrankheit ist nun dargestellt worden. Da sich aber der Lebensstil schon in den ersten Lebensjahren einschleift, müssen wir die Entwicklungsgeschichte eines Managerkranken unter die Lupe nehmen. Welche Verhaltensweisen und Reaktionsmuster fallen schon früh auf?

- Es sind Kinder, die oft schwere Enttäuschungen hinter sich haben und durch besondere Leistungen die Aufmerksamkeit und Liebe der Eltern erlangen wollen.
- Es sind Kinder, die fest davon überzeugt sind, dass sie so, wie sie sich geben und wie sie leben, nicht gut genug sind und nur durch besondere Leistungen Liebe und Zuneigung erhalten können.
- Es sind Kinder, die kein Gefühl der Sicherheit und Geborgenheit erfahren haben, das zu einer gesunden Persönlichkeitsentwicklung notwendig ist.
- Es sind Kinder, die oftmals von den Eltern oder Erziehern kritisiert oder auf tüchtigere Geschwister als Vorbilder hingewiesen wurden.
- Es sind Kinder, denen sich ein tiefes Gefühl des Unbefriedigtseins eingeprägt hat und die sich daraufhin bemühten, schneller zu laufen, tüchtiger zu erscheinen und durch Übersoll zu glänzen.
- Es sind Kinder, die nicht an die Liebe glauben (weil sie sie nicht erhalten haben), sondern nur noch an Erfolg und Geld, sie jagen ihnen wie ein Rennhund nach, finden aber niemals Befriedigung und Erfüllung.
- Es sind Kinder, die unruhig von Ziel zu Ziel hasten, von Erfolg zu Erfolg, immer fürchtend, dass ihre Leistungen nicht genügen.
- Es sind Kinder, die immer bestrebt sind, eine neue Welt zu erobern; aber wenn sie sie erobert haben, können sie keine rechte Befriedigung über das Erreichte finden.
- Es sind Kinder, die sich zu rastloser Tätigkeit anspornen, die sich überfordern, sich mit Aufputschmitteln antreiben und die Angst vor dem Versagen programmieren.
- Es sind Kinder, die durch herausragende Leistungen zu

Einzelgängern werden, die einsam und von Neidern umgeben sind, dadurch wiederum erbittert werden und das durch erhöhte Leistungen auszugleichen versuchen.
- Es sind Kinder, die ihren Körper und verschiedene Organe (das Gefäßsystem) überlasten und alle Warnsignale, die sich in somatischen Symptomen zeigen, ignorieren.

## Seelsorge an Managerkranken

Hat sich über Jahre – oft über Jahrzehnte – dieses psychosomatische Reaktions- und Verhaltensmuster in der Persönlichkeit eingenistet, muss von einer Art bedingtem Reflex gesprochen werden. Solche Lebensstil-Eigenarten lassen sich nicht von heute auf morgen korrigieren. Sie sind fest im Charakter verwurzelt. Für die Seelsorge könnte das bedeuten:

*a) Verantwortliches Leben erfordert Life-Management*
Mit Life-Management kennzeichnen die Amerikaner die gut durchdachte Planung des eigenen Lebens. Und nur der ist ein guter Manager, der auch seine Gesundheit und sein eigenes Leben managt. *Ein Manager, der an einem Infarkt erkrankt, ist oft kein guter Manager.* Seine Ziele sind egozentrisch, seine Lebensweise ist lebensfeindlich. Geld, Erfolg und Ehre werden zu Göttern. Sein Leib ist kein Tempel Gottes, sondern die Hülle für eine selbstherrliche Computeranlage. Für den rastlos Tätigen, den Gehetzten und Überehrgeizigen trägt in erster Linie das Herz die Last.

Der Herzinfarkt lässt sich aber verhindern. Er ist nur selten ein unvermeidbares Schicksal. Immer gehören eine Reihe Faktoren dazu, die die Katastrophe heraufbeschwören können. Es liegt an unserer Verantwortung. Wir können frei entscheiden und mit unserem Willen dafür sorgen, dass nicht mehrere Faktoren gleichzeitig bejaht werden, die unser Herz schädigen. Der zeitliche Aufwand, um das eigene Verhalten zu ändern, ist meistens gering.

Die Bibel zeigt, wie es mit unserem Leib bestellt ist: „Oder wisset ihr nicht, dass euer Leib ein Tempel des Heiligen Geistes in euch ist, den ihr von Gott habt, und dass ihr nicht euch selbst gehört?“ (1. Korinther 6,19). Unser Leib ist ein Tempel des Heiligen Geistes. Ein Tempel will wie ein Tempel behandelt werden und nicht wie eine nüchterne Fabrikhalle.

Auch Christen können diesen Leib schonungslos zugrunde richten. Auch Christen können mit ihrem Leib und ihrer Gesundheit Schindluder treiben. Wenn Karriere, Erfolg und berufliche Höchstleistungen die eingestandenen oder uneingestandenen Lebensziele sind, zahlen Herz und Kreislauf den Preis. Und der ist hoch.

*b) Der Manager rationalisiert*

Der Seelsorger glaubt, dass er den Managerkranken wie einen Gesunden auf seine Krankheit ansprechen könne, weil er es mit einem gebildeten und überdurchschnittlich intelligenten Menschen zu tun habe. Das ist ein Irrtum. Der individuelle Lebensstil des Managers ist sein Instrument zur Welt- und Lebensbewältigung. Es *ist* ein fehlerhaftes und chronifiziertes Verhalten.

Die private Logik, wie Alfred Adler das irrtümliche Verhalten des Menschen nennt, lässt ihm seine Lebensweise als richtig erscheinen. Die private Logik stabilisiert das Selbstwertgefühl. Der Mensch kann vor sich und anderen bestehen. Er schummelt in die eigene Tasche und ist einigermaßen mit sich zufrieden.

In diesem Sinne hat die private Logik auch eine Selbstschutzfunktion. Der Mensch glaubt, so handeln zu müssen. Seine Sicht erscheint ihm als die einzig mögliche. In der übrigen Tiefenpsychologie wird dieses Verhalten als *Rationalisierung* beschrieben. Damit ist gemeint, *eine gelebte Einstellung zu rechtfertigen.* Im Brustton tiefster Überzeugung werden Gründe vorgebracht, die aber der Selbsttäuschung entspringen.

Paulus traf die Korinther damals an einer empfindlichen Stelle. Christen gehören – ihren Leib eingeschlossen – nicht sich selbst, sondern Gott. Der Christ steht einerseits in der herrlichen Freiheit der Kinder Gottes, andererseits steht er mit Leib, Seele und Geist unter dem Herrschaftsanspruch des lebendigen Gottes. Wir haben darauf bereits hingewiesen. Gerade der Ehrgeizige, der Erfolgstyp, der Mensch, der andere überflügeln will und muss, kann uneingestanden zum Tempelschänder und Leibverderber werden. Gerade seine Moralität auf sexuellem Gebiet, sein Ehrgeiz, „sauberer“ als andere zu sein, kann ihn blind machen für die Entheiligung seines Leibes. Es ist auch Aufgabe der beratenden Seelsorge, diese „Sünde wider den Leib“ mit dem Ratsuchenden aufzuarbeiten.

*c) Allgemeine Ratschläge sind in der Regel wirkungslos*

Menschen aus der Umgebung des Managerkranken versuchen, durch gut gemeinte Ratschläge dessen überhöhte Aktivität zu bremsen. Der Seelsorger gibt ähnliche Ratschläge, die er geistlich zu untermauern versucht. Er sagt vielleicht:

- „So dürfen Sie nicht weitermachen. Sie merken ja selbst, Ihr Herz spielt nicht mehr mit.“
- „Herr X, Sie müssen sich mehr schonen, Sie schlafen zu wenig, die Mahlzeiten nehmen Sie zu hastig ein. Auch für Christen gilt: Der Leib ist ein Tempel des Heiligen Geistes, für den wir verantwortlich sind.“
- „Können Sie nicht größere Pausen einlegen? Am Wo-

chenende beispielsweise fahren Sie mit Frau und Kindern irgendwohin. Schalten Sie ab! Für Jesus und seine Jünger war es eine Selbstverständlichkeit, auszuruhen. Im Tagesablauf Jesu fallen immer wieder die Ruhe-, Erholungs- und Gebetszeiten auf."

Solche allgemeinen Regeln – zu ruhen, sich zu schonen, Maß zu halten, Pausen einzulegen, langsamer zu arbeiten, in christlicher Verantwortung auch an den Leib zu denken – sind allesamt richtig. Angehörige und Seelsorger übersehen aber, dass der Kranke in der Regel seit Jahrzehnten eine psychodynamische Struktur eintrainiert hat, die er nicht von heute auf morgen ablegen kann, die ihn auch bis zu einem gewissen Grade zwingt, den eingeschlagenen Stil beizubehalten.

*d) Die Aggression gegen Ärzte wird gefördert*

Ein kurzatmiger Appell an das Gewissen des Kranken hat oft eine gegenteilige Wirkung. Das Rationalisieren macht alle vernünftigen Argumente seiner Umgebung bzw. seines Seelsorgers zunichte und mobilisiert auch noch Aggressionen gegen Ärzte im Allgemeinen: „Die haben alle gut reden. Sie verstehen nichts von den wirtschaftlichen Zusammenhängen. Sie haben keine Ahnung von den Zwängen, die das kapitalistische Wirtschaftssystem mit sich bringt. Sie mischen sich in berufliche Probleme ein, von denen sie nichts verstehen. Sie argumentieren vom grünen Tisch aus."

Appelle erlebt der Ratsuchende als Forderungen, als Druck. Er weicht aus und versucht, seinen bisherigen Lebensstil aufrechtzuerhalten. Der Personalchef eines großen Werkes suchte wegen seiner Herzbeschwerden einen Arzt auf, der ihn in der kurzen Behandlungszeit direkt und deutlich auf seine falsche Lebensführung ansprach. Der Mann sagte mir in der Beratung: „Was bildet der Mann sich eigentlich ein? Ich muss mich von dem wie ein Schuljunge belehren lassen, was ich zu tun und zu lassen habe. Diese Medizinmänner bilden sich tatsächlich ein, sie wären Halbgötter!"

Der Kranke *benutzt* die Aggression gegen den Arzt und gegen andere, um sein Lebensstil-Fehlverhalten zu sichern. Die Aggression ist keine gestaute Wut, keine Frustration, die er abreagieren *muss*. Die Aggression wird zum Werkzeug, um sein neurotisches Arrangement zu verteidigen. Er glaubt daran, er glaubt, nur auf diese Weise erfolgreich leben zu können. Wenn dem Managerkranken vom Seelsorger ein Arzt „anempfohlen" wird, so in erster Linie ein Arzt, der sich in psychosomatischen Krankheitsbildern auskennt. Der Psychiater ist dem Managerkranken erfahrungsgemäß suspekt. Er will *organisch* behandelt werden und nicht psychisch.

*e) Widerstand gegen Psychotherapie und beratende Seelsorge*

Treten schwere Herz- und Kreislauferkrankungen auf, ist der Patient nur an einer Somatotherapie (körperliche Heilbehandlung) interessiert. Er wünscht Bäder, Medikamente und Kuren und will von einer Mitverursachung durch psychogene Faktoren nichts oder wenig wissen. Hoff und Ringel schreiben: „Diese Frage kann nicht mit einem kategorischen ‚Entweder-Oder' abgetan werden; hier muss es immer heißen: ‚Sowohl-als-auch'. Keine echte psychosomatische Erkrankung ist nur vom Somatischen her heilbar. (...) Die Erfahrung lehrt aber, dass infolge Beibehaltung der psychischen Fehlhaltung dann die Rezidivgefahr (Rückfallgefahr) zu unerhört groß ist, somit also keine echte Heilung vorliegt."[6]

Der Kranke will unter allen Umständen seine persönliche Verantwortung ausgeklammert wissen. Von daher ist der

Widerstand gegen Psychotherapie und beratende Seelsorge – besonders auch bei Christen – groß. Der Kranke weist auf seinen Organbefund hin und nimmt Infektionen, Vergiftungen, Entzündungen und Fremdeinflüsse gern als Schicksalsschläge hin. Solche Verhängnisse trägt er ergeben. Denn sie sind *über ihn hereingebrochen*. Er fühlt sich ohnmächtig solchen Fremdeinwirkungen ausgeliefert. Selbst wenn er sich auf eine beratende Seelsorge einlässt, ist sein Widerstand enorm groß. Die Seelsorge will er zwar nicht verhindern, er kann sie aber nur sehr schwer bejahen. Im seelsorgerlichen Gespräch liegt er auf der Lauer, um Gegensätze zwischen Somatotherapie und Psychotherapie herauszuarbeiten; er entdeckt Missverständnisse, hält sich an ihnen fest und spielt nicht selten Ärzte und Seelsorger gegeneinander aus. Es scheint daher sehr wichtig zu sein, dass sich Ärzte und Seelsorger absprechen, um eine gemeinsame Basis für die Heilung des Kranken zu schaffen.

Schwierig wird die seelsorgerliche Beratung, wenn Ärzte den psychogenen Anteil verneinen oder belächeln. Viele Kranke werden auch durch Ärzte auf ihre organische Krankheit fixiert. Sie entwickeln ständig Beschwerden und veranlassen den Arzt, viele komplizierte Untersuchungen durchzuführen. Diese Fixierung auf den organischen Anteil erschwert die seelsorgerliche und psychotherapeutische Behandlung.

### *f) Verstärkte Schuldgefühle*

Appelle und Vorhaltungen, sich zu schonen und Ruhe zu gönnen, erhöhen die *Schuldgefühle*. Schuldgefühle haben aber – tiefenpsychologisch gesehen – eine bestimmte Funktion, die der Seelsorger kennen sollte. Schuldgefühle sind gute Absichten, Schuldgefühle sind Vorsätze. Sie können als Ausweichmöglichkeit dienen. Sie stellen oft eine Ausrede dar. „Der Weg zur Hölle ist mit guten Vorsätzen gepflastert“: Das Sprichwort kennzeichnet treffend die verlogene Haltung, die sich hinter Schuldgefühlen verbergen kann. Mit Schuldgefühlen will sich der Mensch entlasten. Er *produziert* sie und hat so ein Alibi, um alles beim Alten zu belassen.

Alfred Adler beurteilt die Produktion von Schuldgefühlen äußerst negativ, wenn er schreibt: „Diese guten Vorsätze, die als Schuldgefühle erscheinen mögen, sind absolut tot. Sie bedeuten gar nichts für das Leben des Patienten. Es bedeutet auch nichts, wenn er seine Schuldgefühle in die Auslage stellt, in dem sicheren Bewusstsein, durch das Bekenntnis seiner Schuld edler, vornehmer und frommer zu erscheinen als alle Übrigen. Dass sich hinter diesen beklagten Nichtigkeiten nichts ‚Tieferes‘ verbirgt, geht wohl daraus hervor, dass es bei der Äußerung des Schuldgefühles bleibt, ohne dass je ‚tätige Reue‘ geübt wird.“[7]

Mit übergroßen Schuldgefühlen tritt der Ratsuchende auf der Stelle. Er kreist um sich. Es ändert sich nichts. Passive Reue nützt nichts.

Tätige Reue hingegen lässt die Schuldgefühle hinter sich. Tätige Reue macht sich auf den Weg, chronifizierte Lebensstilhaltungen zu ändern. Dann wird Heilung möglich.

# IX. Die Persönlichkeit des Magenkranken

Es gibt in der Tat Persönlichkeiten, die zu Geschwüren neigen. Auch Magen- und Zwölffingerdarmgeschwüre sind typische psychosomatische Erkrankungen.

„Diese ständigen Belastungen sind mir auf den Magen geschlagen", sagt der Ratsuchende. Wir alle kennen den Ausspruch: „Den hab ich gefressen." Wenn er gekonnt hätte! Aber er hat nicht. Also frisst er die Demütigungen in sich hinein – und der Magensaft frisst sie auf. Geschädigt wird damit die Magenschleimhaut. Ein Ratsuchender sagte mir einmal: „Ich kann machen, was ich will, ich kann mich anstrengen, so viel ich will, meine Chefs erkennen das nicht an. Meine Leistungen taugen in ihren Augen nichts. Das frisst mich auf."

## Der Pantoffelheld – ein Fallbeispiel

Herr M. kommt in die Beratung, weil er Schwierigkeiten mit seiner Frau hat. Er sei ein Pantoffelheld und litte immer mehr unter diesem Zustand. Er versuche, sich durchzusetzen, stecke aber bei leichtem Widerstand schon zurück. Am liebsten würde er hier und da auf den Tisch hauen, das sei ihm aber ein Gräuel. Er hasse das Laute, das Aggressive, das Herrische. Seine Frau habe eine ziemlich lose Zunge, er wiederum neige dazu, alles herunterzuschlucken und sich zu ducken.

Im ersten Gespräch kommen wir auf seine körperliche Verfassung zu sprechen. „Bis auf den Magen geht es mir einigermaßen. Ich kann alles ertragen, nur keinen Ärger." Am Magen hat er seine Achillesferse. Der Magen ist das Organ, das Belastungen und Ärger *verdauen* muss. Vater und Mutter waren sehr religiöse Menschen. Sie lebten asketisch, sparsam und karg. Sie waren stolz auf ihre Einfachheit und Bescheidenheit. Der Vater war Beamter, sehr fleißig, bieder und rechtschaffen. „Er erlaubte sich in 20 Jahren drei ganze Anzüge. Und die sehen heute noch wie neu aus", erzählt Herr M. von seinem Vater.

Lust und Lebensgenuss wurden zu Hause klein geschrieben. Freude und Ausgelassenheit waren Seltenheiten. Gehorsam, Fleiß, Sparsamkeit, Bescheidenheit, Einfachheit, Verzicht und Opferbereitschaft – so lauten die Vokabeln, die das Leben des jungen Herrn M. prägten.

Herr M. kann auch nichts *genießen*. Die Flasche Wein, die er mit seiner Frau trinkt, ist viel zu teuer, der Kaffee schädlich, der neue Anzug Luxus, die Blumen überflüssig, bestimmte Schallplatten zu aufregend, Teppiche zu aufwändig und Kerzen – außerhalb der Weihnachtszeit – zu anspruchsvoll.

Herr M. berichtet eingehend von den Tugenden der Eltern und von seinen Tugenden. Er schildert ausführlich, dass er immer zurückstecken, Wünsche unterdrücken und Bedürfnisse einschränken musste.

Diese ihm aufgezwungene und sich selbst auferlegte Bescheidenheit und Selbstbeschränkung führen allmählich zu starken Magenbeschwerden. Das Eltern-Ich schreibt ihm vor, was er zu tun und vor allem zu lassen hat. Auf der ganzen Linie erlebt er Behinderungen und Frustrationen.

Was spiegelt Herr M. wider?

- Er kann sich *nicht durchsetzen*, weil er es nicht gelernt hat. Er schluckt allen Kummer herunter und mutet dem Magen mehr zu, als er verkraften kann.
- Er *hungert* auf vielen Gebieten und findet keine richtige Freude am Leben. Er kann das Leben nicht genießen und die Möglichkeiten, die es bietet, nicht nutzen.
- Er kann für seine Rechte und Bedürfnisse nicht *kämpfen*, er resigniert, weil schon in der Kindheit alle Wünsche beschnitten worden sind.
- Er lebt als Christ ein verkrampftes, eingeschränktes, reduziertes und *freudloses* Leben. Er kann zu sich, zu bestimmten Gefühlen und Bedürfnissen nicht Ja sagen. Ihm bleibt einzig, seine Bedürfnislosigkeit, seine Sparsamkeit, seine Nachgiebigkeit und Einfachheit zur Tugend zu stempeln und sich als Christ seiner Frau weit überlegen zu fühlen.
- Die partnerschaftliche Kommunikation zwischen den Ehepartnern ist gestört, die Frau muss sich durchsetzen und wird für ihren Mann zur Bedrohung.

Wenn es mit Hilfe beratender Seelsorge gelingt, das dynamische Verhältnis zwischen den Ehepartnern etwas mehr ins Gleichgewicht zu bringen, bessern sich die psychosomatischen Beschwerden des Herrn M. Es liegt keineswegs ein einseitiges Fehlverhalten vor. Der Mann hat *zu wenig*, die Frau *zu viel* Durchsetzungskraft. Alternative Verhaltensweisen einzutrainieren ist eine der Grundvoraussetzungen für eine Veränderung. Mit Herrn M. muss erarbeitet werden, dass falsche Anpassung mit Demut wenig zu tun hat. Es muss ihm bewusst werden, dass es keineswegs eine christliche Tugend ist, immer nachzugeben, zu schweigen und jeglichen Ärger feige herunterzuschlucken.

## Der Lebensstil der Ulkus-Persönlichkeit (Ulkus = Geschwür)

Es handelt sich oft um eine Persönlichkeit,

- die enorme Anerkennung benötigt,
- die sich diese Anerkennung durch besondere Leistungen und Taten erkämpft,
- die aber zutiefst davon überzeugt ist, dass sie es nicht schafft, das hoch gesteckte Ziel nicht erreicht oder durchsetzt, und mit Ulkus-Krankheit *reagiert.*

Es handelt sich um Persönlichkeiten, die viel *hinunterschlucken* müssen: Sie fühlen sich getadelt, gedemütigt, gemaßregelt, beobachtet, kontrolliert, schlecht behandelt und unterdrückt. Weil sie sich nicht abzureagieren vermögen, kann sich der Ärger im Magen festfressen.

Auch das *Erbrechen* vieler Magenkranker ist kennzeichnend für einen bestimmten Lebensstil. Sie sind gezwungen bzw. fühlen sich gezwungen, alles zu schlucken. Sie haben keine Möglichkeit, sich verbal abzureagieren, und antworten mit Erbrechen. Erbrechen symbolisiert den Ekel vor dem Menschen, der sie ärgert und tyrannisiert. Die umgangssprachlich hingeworfene Bemerkung: „Das kotzt mich an!" drückt diesen Ekel treffend aus. Auch eine andere Formulierung trifft den Sachverhalt: „Wenn ich den sehe, kommt es mir hoch!"

Der Geschwürkranke kann auch seit seiner Geburt an einer *organischen Schwäche* leiden. Die physiologischen oder psychologischen Dispositionen dürfen nicht ausgeklammert werden. Für die psychologische Betrachtung ist wichtig, dass der Kranke solche Dispositionen in seinen Lebensstil einbaut. Hier tritt zutage, was die Tiefenpsychologie einen „sekundären Krankheitsgewinn" nennt.

Mit der beschriebenen Lebensstilhaltung ist weiterhin oft ein Nikotin- und Koffein-Missbrauch verbunden. Der Ehrgeiz, Gutes und Vollkommenes zu leisten, verleitet sie dazu, in starkem Maß Aufputschmittel einzunehmen. Die beratende Seelsorge kann unter Umständen herausarbeiten, dass der Magenkranke sein Leiden als Flucht in die Krankheit versteht. Dieser unbewusste Sinn und Zweck kann allerdings durch eine rein somatische Therapie, also durch einseitige medikamentöse Behandlung, völlig vertuscht werden. Den Magenkranken zeichnet ein großes Verantwortungsgefühl aus. Er muss eine Sache, einen Auftrag, das ganze Leben ernster sehen und nehmen als die anderen. Dadurch vergrößern sich die Anspannung und der seelische Druck.

Ein hohes Verantwortungsgefühl ist oft mit einem ausgeprägten Streben nach Sicherheit und Perfektion verknüpft. Wer verantwortlich handelt und perfekt ist, verschafft sich auf diese Weise die Anerkennung der Eltern und später seiner Umgebung.

Die Eltern solcher Perfektionisten haben in der Regel ihrerseits hohe Ansprüche gestellt. Die Kinder hatten es schwer, sich solchen Ansprüchen gewachsen zu fühlen. Das Kind ist sehr unsicher und kann diesem Gefühl am besten begegnen, indem es selbst geringe Ansprüche stellt und alle Gebote perfekt einhält.

Den späteren Magengeschwürkranken kennzeichnen schon von Kind an ein Verlangen nach Abhängigkeit und Betreuung. Seine übertriebenen Forderungen hängen oft mit mangelnder Liebe und Zuwendung zusammen.

## Wie ist die Geschwürbildung zu erklären?

Die Symptome des Magenkranken sind mit dem Wunsch nach Nahrung und Geborgenheit gleichzusetzen. Das infantil gebliebene Streben nach Anerkennung und Liebe geht dementsprechend mit einer vermehrten Magensaftsekretion einher. Das heißt: Der Magen verhält sich wie kurz vor der Nahrungsaufnahme. Hält dieser „Hunger"-Zustand an, wird die Magenschleimhaut durch die Salzsäure des Magensaftes zerstört. Haben sich die Blutgefäße, die die Magenschleimhaut ernähren, verengt, bildet sich ein Geschwür.

Der Magenkranke hat somit:
- Hunger nach Liebe,
- Hunger nach Anerkennung,
- Hunger nach Bestätigung,
- Hunger nach Geborgenheit.

Wenn also ein Mensch über einen längeren Zeitraum hin bewusst oder unbewusst mit einer unbewältigten Spannung lebt, wird unter Umständen ein kleines Stück der Magenwand verdaut und eine offene Wunde bleibt zurück. Eine solche offene Wunde – sei sie am Bein, am Gaumen oder am Magen – bezeichnen wir als Geschwür.

Allerdings ist selten ein Faktor allein verantwortlich. Die seelischen Bedingungen sind selbstverständlich nicht die einzigen Auslöser für das Magengeschwür. Fachleute haben herausgefunden, dass seelische und körperliche Faktoren ineinander greifen, dass Krankheitsdispositionen und Krankheitsauslöser zusammen gesehen werden müssen. Auch die Organwahl ist nicht zufällig, sondern von verschiedenen Wechselwirkungen abhängig.

## Magengeschwür oder: Ich habe mein Bestes getan

Der amerikanische Psychiater Eric Berne, Begründer der Transaktionsanalyse, schildert in seinem Buch „Spiele der Erwachsenen" ein Spiel, das von einem Magengeschwürkranken und seiner Ehefrau inszeniert wird. Unter „Spielen“ versteht Berne soziale Verbindungen bzw. „Transaktionen“, die von verborgenen Motiven beherrscht sind. Spiele sind negative menschliche Wechselbeziehungen, bei denen Bitten und Wünsche eines Partners unfair beantwortet werden. Der Partner reagiert auf die Bitten nachteilig, d. h., er *benutzt* die Gelegenheit, um dem anderen „eins auszuwischen“. Spiele sind also geschickte, hinterhältige und immer zielgerichtete Manöver, die tragisch enden können. Berne selbst bezeichnet den „Krieg“ als das erbarmungsloseste Spiel unter Eheleuten.

Das Magengeschwürspiel kann nach Berne in verschiedenen Graden gespielt und variiert werden. Das Spiel ersten Grades ist noch erträglich, denn der Mann erzählt seiner Frau und seinen Freunden, dass er ein Magengeschwür hat und noch fleißig weiterarbeitet. Die Freunde sind sehr angetan von der aufrechten Haltung des Mannes und bewundern ihn insgeheim, dass er unter Schmerzen seiner Arbeit nachgeht.

Was ist das Ziel des Mannes? Berne schreibt: „Ein Mensch, dessen Gesundheitszustand schlecht ist und der Schmerzen hat, ist wohl bis zu einem gewissen Grade dazu berechtigt, sich mit seiner Krankheit ein bisschen in Szene zu setzen; das ist nur eine dürftige Kompensation für sein Leiden. Man sollte anerkennen und ihn verdientermaßen dafür belohnen, dass er die Verantwortung für seinen Aufgabenbereich weiter auf sich lädt. Die freundliche Antwort auf ‚Ihr seht, ich gebe mir wirklich die größte Mühe‘ bedeutet in diesem Fall: Gewiss, wir alle sehen das und bewundern dich, weil du so tapfer und gewissenhaft bist.“[1]

Steht allerdings hinter der wechselseitigen Kommunikation mehr Dramatik, ist das Spiel ernster, sieht es nach Berne etwa so aus: Der Mann erfährt, dass er ein Magengeschwür hat, verbirgt die Krankheit aber vor seiner Frau und seinen Freunden. Er arbeitet mit unvermindertem Eifer und bricht eines Tages am Arbeitsplatz zusammen. Wenn die Frau die Nachricht erhält, weiß sie sofort, was ihr Mann ihr sagen will: „Du siehst, ich habe wirklich mein Äußerstes getan."

Was ist das Ziel?

- Der Mann erwartet jetzt mit Nachdruck größere Zuwendung und Wertschätzung.
- Auch die Freunde werden der Frau unmissverständlich zu verstehen geben, dass sie sich mehr um ihn bemühen muss.
- Die Frau wird sich schämen, dass sie oft lieblos zu ihm war, dass sie ihn unterdrückt hat und ihm nicht die nötige Wertschätzung entgegenbrachte.
- Die Schuldgefühle der Frau werden dazu führen, dass sie sich in gewissen Ansätzen wieder ihrem Mann zuwendet, aber die – vielleicht schon jahrelange – negative Kommunikation macht es ihr schwer, ihre Liebe zu zeigen.

Hier handelt es sich um ein Spiel zweiten Grades, das schon als wesentlich ernster zu bezeichnen ist. Die Liebe der Frau ist auf ein Minimum reduziert. Der Mann benutzt seinen organischen Defekt, um die Liebe seiner Frau zu erringen und zu erzwingen. Berne schreibt dazu. „Im tiefsten Innern grollt sie ihm wahrscheinlich sogar, weil er in unfairer Weise Druck auf sie ausgeübt und weil er sich dadurch, dass er die Krankheit vor ihr verheimlicht hat, ihr gegenüber einen unrechtmäßigen Vorteil verschafft hat. Mit anderen Worten: Mit einem Diamant-Armband kann man seiner Frau seine Zuneigung weit besser und aufrichtiger bezeugen als mit einem durchlöcherten Magen."[2]

Die härteste Form dieses Spieles besteht für Berne darin, dass der Mann zu seiner Frau und zu seinen Freunden von dem Magengeschwür nichts erzählt, Krebs bekommt und sich eines Tages selbst umbringt. Die Frau findet ihren Mann tot im Badezimmer. Was ihr der tote Gatte noch zu sagen hat, ist deutlich: „Du siehst, ich habe natürlich mein Äußerstes gegeben!" Ein „Spiel dritten Grades" hat endgültigen Charakter. Es endet im Operationssaal, im Gerichtssaal oder in der Leichenhalle.

Welche Überlegungen stellt die beratende Seelsorge an?

Der Seelsorger muss herauszufinden versuchen, welche geheimen Ziele und verborgenen Absichten beide Partner mit ihrem Spiel verfolgen. Spiele sind niemals einseitig. Hier sind mindestens ein aktiver Spieler und ein Mitspieler vorhanden. An welcher Stelle spielen sie sich in die Hand? Was sind die Motive ihres Zusammenspiels?

- Wie ist es geistlich zu bewerten, dass der Ehemann sich mit seinem Magengeschwür entschuldigt und rechtfertigt? Benutzt er nicht eine Krankheit, um sich vor einer Mit-Verantwortung zu drücken? Oder: Kann er nicht die Krankheit benutzen, um alle Schuld auf den Ehepartner zu schieben? (Spiel ersten Grades) Er erzählt überall, vor Freunden, im Geschäft und in der Verwandtschaft, wie er gekränkt bzw. krank gemacht wird.
- Was will der Ehemann mit seinem Verschweigen erreichen? Spielen Machtkampf, Druck, Rache oder Erpressung eine Rolle? Wie stehen die Ratsuchenden zu solchen – in der Regel unbewussten – Motivationen?
- Was bedeutet Verschweigen in geistlicher Hinsicht? Kennt die Bibel nicht auch den Zusammenhang psychosomatischer Krankheiten? Denken wir wieder an Psalm 32: „Da ich's verschwieg, zerfielen meine Gebeine." Es geht hierbei um ein Verschweigen vor Gott und dem Menschen. Verschweigen ist ein *falsches Spiel*. Verschweigen ist unehrlich und belastet die zwischenmenschliche Beziehung.

- Ist die Frau ein Herrschtyp? Will sie bestimmen? Setzt sie sich auf Kosten des Mannes durch? Zwingt sie ihn, auf unfaire Methoden auszuweichen? Wozu braucht die Frau gegebenenfalls diese Überlegenheit? Was will sie überspielen, was verdecken, was ausgleichen?

## Magengeschwürkranke in der Statistik

Man geht davon aus, dass ca. 12 bis 14 Prozent der männlichen und ca. 8 bis 10 Prozent der weiblichen Bevölkerung in den westlichen Industriestaaten *einmal* in ihrem Leben an einem Magengeschwür erkranken. Bei etwa 50 Prozent von ihnen kommt es nach Ablauf eines Jahres zu einem Rückfall. Ca. 30 Prozent der Ulkusträger entwickeln eine chronische Ulkuskrankheit mit häufigen Krankheitsschüben. Das heißt, etwa zwei Drittel der Patienten gesunden allmählich. Fachleute sprechen daher von „psychisch gesunden Ulkuskranken". Man versteht darunter, dass diese Menschen kaum ernstliche Persönlichkeitsstörungen aufweisen. Vielleicht neigen sie dispositionell zu einer gewissen Magenschwäche. Bei schweren psychosozialen Belastungen gerät der Magen unter Druck und die Betroffenen reagieren mit Geschwüren.

Klinische Statistiken belegen, dass nach acht bis zwölf Jahren in der Regel über die Hälfte der Magengeschwürsymptome verschwunden ist. Das hängt wahrscheinlich damit zusammen, dass bestimmte Konflikte, die mit Beruf und zwischenmenschlichen Beziehungen zusammenhängen, aufhören oder sich verlagern. Außerdem ist in bestimmten Lebensphasen die Konfliktbereitschaft höher.

Viele Magengeschwüre werden operiert. Der Operationserfolg ist meist sehr hoch, zur großen Überraschung der Psychosomatiker. Allerdings stellten die Fachleute bei ca. 20

Prozent der operierten Patienten einige Jahre nach der Operation einen versteckten Symptomwechsel fest. Das heißt, der ursprüngliche innere Konflikt, der das Magengeschwür auslöste, sucht sich einen anderen Austragungsort im Menschen.

Übereinstimmend wird von Internisten und psychosomatisch arbeitenden Ärzten berichtet, dass der Magengeschwürkranke in der Regel nicht daran denkt, sich psychotherapeutisch behandeln zu lassen.

Woran liegt das?

- Der Ulkuskranke versteht sein Leiden in erster Linie als ein körperliches Problem.
- Der Ulkuskranke will nicht als „verrückt" oder seelisch krank eingestuft werden.
- Der Ulkuskranke wird in der Regel von Ärzten geschickt, das heißt, seine Motivation ist *unterdurchschnittlich.*

## Erwartungsangst und Magengeschwüre

Frederic Vester behandelt in einem seiner Bücher ein Aufsehen erregendes Experiment an Ratten, die auf verschiedene Weise negativ gestresst wurden und mit Magengeschwüren reagierten. Drei Ratten wurden für den Versuch ausgewählt. Allen Ratten wurde ein Stromanschluss in den Schwänzen befestigt.

Die erste Ratte wurde in unregelmäßigen Abständen mit Stromstößen geschockt. Bevor der Stromstoß einsetzte, blinkte ein Lämpchen auf, sodass sich die Ratte auf den Stromstoß innerlich einstellen konnte. Die zweite Ratte bekam die gleiche Menge Stromstöße, erfuhr aber vorher nicht über ein Lämpchen, wann der Stromstoß einsetzte. Die dritte Ratte diente lediglich als Kontrolltier. Sie wurde nicht mit Stromstößen bedacht.

Das Ergebnis? Als man die Mägen der toten Ratten untersuchte, stellte man fest, dass der Magen der ungestressten Ratte keine Störungen aufwies. Die erste Ratte zeigte nur kleine Entzündungsherde im Magen. Sie konnte sich jedes Mal – durch das Lämpchen vorgewarnt – auf den Stromstoß einstellen. Solange das Licht nicht aufleuchtete, musste sie keine Angst haben. Sie litt nicht an Ungewissheit und stellte sich entsprechend ein. Sie zeigte nur geringe Entzündungsherde.

Eine große Überraschung bot die zweite Ratte, die nicht durch Lichtsignale vorgewarnt wurde. Sie lebte in der ständigen *Erwartungsangst* vor einem elektrischen Schlag. Die Ungewissheit, die durch die Unregelmäßigkeit der Stromstöße noch erhöht wurde, war gewaltig. Trotz gleicher Stromstöße zeigte diese Ratte einen sechsmal stärkeren Magengeschwürbefall. Die Versuche wurden mehrfach mit anderen Tieren wiederholt und zeigten gleiche Ergebnisse.

Die zweifellos problematischen und ethisch fragwürdigen Experimente zeigen:

- Erwartungsangst ist ein gefürchteter Stressfaktor.
- Erwartungsangst ruft schlimme Entzündungsherde im Magen hervor.
- Erwartungsangst schafft ein krankmachendes Klima für den gesunden Organismus.
- Erwartungsangst ist ein Faktor, der bei verantwortungsbewussten Menschen unbedingt vermieden werden muss.

Vester kommentiert dieses Ergebnis so: „Unsere eigenen Magengeschwüre, Herzinfarkte und Zusammenbrüche werden dagegen durch Probleme verursacht, die wir Menschen selbst geschaffen haben: Probleme künstlicher Rangordnungen, falscher Autorität, Probleme von Ehrgeiz und Prestige, Probleme der religiösen und moralischen Überzeugung,

Probleme der sozialen Organisation, Probleme durch von Menschen erfundene Sitten und Umgangsformen, mit denen Tiere sich nicht abgeben müssen."[3]

## Sympathikotoniker und Vagotoniker

Es lohnt sich, die Magen-Darm-Probleme vom *unwillkürlichen* Nervensystem her zu betrachten. Hinter diesen psychosomatischen Störungen verbergen sich in der Regel charakterliche Einstellungen. Wir sprechen von Sympathikotonikern und Vagotonikern. Lassen Sie sich nicht von diesen beiden Wortungeheuern abschrecken! Diese Begriffe sprechen die beiden Nervensysteme an, die unseren Organismus bestimmen. Das Nervensystem hat eine wunderbare Arbeitsteilung vorgenommen. Das *willkürliche* Nervensystem regelt die Beziehungen zur Außenwelt, das *unwillkürliche (vegetative)* Nervensystem regelt die inneren Angelegenheiten des Organismus.

Sympathikus und Parasympathikus steuern all jene Körperfunktionen, die unser Wille nicht beeinflussen kann:
- das Tempo der Herzschlages,
- die Atmung, die Tag und Nacht funktionieren muss,
- die Verdauung,
- Hunger und Durst.

Da ist zunächst der *Sympathikus*. Er ist der Antreiber in unserem vegetativen Nervensystem. Der Sympathikus ist verantwortlich für:
- Kampf und Flucht,
- eine Steigerung der Herz- und Lungentätigkeit,
- eine Stimulierung der Nebennierendrüsen,
- Spannungen im Muskelbereich,

– Bluthochdruck,
– eine gebremste Verdauung,
– Obstipation (Stuhlverstopfung).

Der *Vagus* bzw. der Parasympathikus ist verantwortlich für:
– die Entspannung der Organe,
– Erholung und Regeneration der verschiedenen Körperfunktionen,
– eine Verlangsamung des Herzschlages,
– ruhige Atmung,
– eine Erschlaffung der Muskulatur,
– die Erweiterung der Blutgefäße,
– eine geförderte Verdauung.

Nun gibt es zwei verschiedene Konstitutionstypen, die entsprechend der beiden Nervensysteme reagieren. Es gibt Menschen, die stärker vom Sympathikus, und andere, die vorrangig vom Vagus bestimmt werden. Diese Einstellungsmuster sind zum Teil anlagebedingt und schon in den ersten Lebensjahren erworben.

Die Sympathikotoniker sind *Konfliktvermeider*. Weil sie Probleme verdrängen und feindselige Äußerungen schlucken, kommt es zu Organstörungen, denn der Organismus läuft ständig auf Hochtouren. Der Sympathikus ist ja der Antreiber, der Energien mobilisiert, die aber nicht zum Einsatz kommen. Die Folge ist:

- Der Organismus befindet sich ständig in Kampf- und Fluchtbereitschaft, also in erhöhter Spannung.
- Die Herztätigkeit ist gesteigert.
- Der Blutdruck ist erhöht.
- Die Kohlehydratreserven sind mobilisiert.
- Der Stoffwechsel arbeitet intensiver.

Aber es gibt keine Entlastung, keine Entwarnung. Die Hochspannung bleibt. Eine neurotische Angst entwickelt sich, eine gehemmte und gestaute Wut breitet sich aus.

Nur wenn beide Systeme harmonisch und abgestimmt arbeiten, ist der Mensch im Gleichgewicht. Die Ärztin und Psychotherapeutin Dr. Bertha Sommer beschreibt die Zusammenarbeit der beiden Nervensysteme folgendermaßen: „Die innere Ökonomie des Organismus während Anstrengung und Erholung verhält sich wie eine Nation in Krieg und Frieden. Kriegswirtschaft bedeutet Bevorzugung von Kriegsproduktion und Bremsung gewisser friedenswirtschaftlicher Produktionen. Tanks werden anstelle von Autos hergestellt, Munition anstelle von Luxusgütern produziert. Im Organismus entspricht der emotionale Zustand des Bereitseins der Kriegswirtschaft und der Erholung der Friedenswirtschaft. Bestimmte Organsysteme, die in der Notsituation gebraucht werden, werden angeregt, während andere Organsysteme Hemmungseinflüssen unterliegen bzw. umgekehrt.

Bei neurotischen Störungen der vegetativen Funktionen ist diese Harmonie zwischen äußerer Situation und innerlichen vegetativen Prozessen gestört. Die Störung kann verschiedene Formen annehmen. Die emotionalen Störungen von vegetativen Funktionen können ganz allgemein in zwei hauptsächliche Kategorien eingeteilt werden. Diese zwei Kategorien entsprechen den zwei grundlegenden emotionalen Einstellungen.“[4]

*Störungen beim Sympathikotoniker*

Er ist der emotional Aggressivere, ein Mensch,
- der schreien, laut reagieren kann,
- der im Alltag viel rennt und in Eile ist,
- der sich unbeherrscht und sehr temperamentvoll verhält,

- der mit Herzklopfen und Bluthochdruck reagiert,
- der an Herzinfarkt und Gefäßerkrankungen leidet.

Wenn diese zupackende und dynamische Einstellung allerdings gehemmt ist, wenn die draufgängerische Art gebremst wird, wenn Konflikte vermieden und verdrängt werden, dann lebt der Organismus in einer ständigen Alarmbereitschaft. Die Mobilmachung versetzt den Organismus in Anspannung. Die Überreaktionen im Inneren führen zu Herzstörungen und Krankheiten.

*Störungen beim Vagotoniker*
Der Vagus ist bekanntlich der Bremser. Und der Vagotoniker hat sich diesen Lebensstil einverleibt. Der Vagotoniker zieht sich zurück. Er ist ein abhängiger Mensch. Er hat es schwer, der rauen Wirklichkeit ins Auge zu sehen. Seine erste Regung bei Problemen ist es, sich hilfesuchend umzusehen. Als Kind hat er oft ebenso gehandelt.

- Er bekommt in Gefahrensituationen Durchfall.
- Er „macht in die Hosen".
- Er traut sich nicht und schreckt viel mehr zurück als der Sympathikotoniker.
- Er will gefüttert und umsorgt werden.
- Er identifiziert sich mit Helden (nur in der Fantasie).
- Er neigt zu Magenüberreaktionen, wenn er nur daran denkt, kämpfen zu müssen.
- Er ist der typische Magen-Darm-Kranke.

Bei ihm hat der Vagus das Sagen. Er ist für die erhöhte Magensäureproduktion und die Kampfbereitschaft der Magen-Darm-Muskulatur zuständig.

- Säure greift an,

- Säure ätzt und beißt,
- Säure zersetzt,
- Säure ist eindeutig aggressiv.

Säure hängt mit *sauer* zusammen. Und nichts kennzeichnet einen Menschen treffender als der Satz: „Ich bin sauer!" Gelingt es ihm nicht, diese Aggressionen sinnvoll zu bearbeiten, schluckt er den Ärger hinunter, dann somatisiert sich seine Aggression, sein Sauersein äußert sich in Magensäure.

Als Christ ist der Vagotoniker der *Beherrschte*. Er hat äußerlich alles im Griff. Als Christ wird er nicht laut – er ist der festen Überzeugung, dass Schweigen besser ist als Streit und Kampf. Er leidet unter dem Zorn des Sympathikotonikers.

Und weil er oft ein „Leisetreter" ist, spricht er mit Magenbeschwerden. Er muss lernen,
- sich auszusprechen,
- seinen Ärger mitzuteilen,
- seine Unzufriedenheit herauszulassen und
- ungelöste Probleme zu bearbeiten.

## Die Selbstzerfleischung

Ein wahres und hilfreiches Sprichwort lautet: „Gut gekaut ist halb verdaut." Unser Magen ist das Organ, das alles *aufnimmt und verdaut*.

Alle Eindrücke, die von außen kommen, müssen verarbeitet und vor allem verdaut werden. Wir drücken etwas aus, wenn wir sagen:
- „Diese Geschichte habe ich noch nicht *verdaut!*"
- „Wenn ich das Problem mit meinem Vorgesetzten doch schon *verdaut* hätte!"

Schlecht gekaute Nahrung ist für den Magen eine enorme Belastung. Der gereizte und übersäuerte Magen verträgt die Nahrung nicht. Er wehrt sich. Kauen ist ein aktives und zupackendes Verhalten.

- Wer gut kaut, verdaut gut.
- Wer gut kaut, stellt sich den Problemen.
- Wer gut kaut, setzt sich mit Konflikten auseinander und *verschluckt* sie nicht.

Fehlt dieses zupackende und verarbeitende Verhalten, das sich im Kauen niederschlägt, werden die Probleme eben unzerkaut *heruntergeschluckt*. Sie werden verdrängt. Und der Magen trägt die Last. Er soll ausfressen, was wir ihm eingebrockt haben. Er soll die „harten Brocken“ verdauen, die wir ihm zugeschoben haben.

Deutlich wird:

- Der Magenkranke ist oft ein Konfliktvermeider.
- Der Magenkranke schiebt die dicken Brocken, die ihm das Leben serviert, beiseite und sie landen im Magen-Darm-Trakt, der überfordert ist und mit Krankheit reagiert.

Dass diese Zusammenhänge keine unwissenschaftlichen Gedankenspiele sind, haben uns schon vor Jahrzehnten die Versuche des russischen Forschers Pawlow an Hunden demonstriert. Die Magensekretion steht unmittelbar mit unserer Seele in Verbindung. Pawlow zeigte, dass Hunde, die Futter bekommen, eine messbare Speichel- und Magensekretion aufzeigen. Der Forscher experimentierte dann mit einem Glockenton, der zur selben Zeit ertönte, wenn das Futter gereicht wurde. Später ließ er nur den Glockenton erschallen, und der Hund reagierte auch dann mit der beschriebenen Sekretion.

Menschen, die Probleme beiseite schieben und konfliktscheu reagieren, belasten ihren Magen. Und die Folge? Beim Magengeschwür wird die eigene Magenwand verdaut. Statt konstruktiv mit Herausforderungen des Lebens umzugehen, werden die Schwierigkeiten verdrängt, nach innen verlagert und dem Magen-Darm-Trakt überantwortet. Daraufhin reagiert er buchstäblich mit *Selbstzerfleischung*.

Konfliktvermeidung und Selbstzerfleischung sind auch ein geistliches Problem. Die Leitmotive biblischen Denkens machen uns deutlich, dass wir im Frieden mit dem Nächsten, mit Gott und mit uns selbst leben sollen. Dazu gehört aber, dass wir Unfrieden wahrnehmen, aussprechen und im Gespräch mit dem anderen eine Klärung suchen. So kann Frieden entstehen und Selbstzerfleischung wird überflüssig. Die Regel heißt hier: Nicht schweigen, sondern reden, nicht verdrängen, sondern klären, nicht herunterschlucken, sondern sich dem Konflikt stellen.

## Fragen zum Nachdenken

- Welche ernsten Probleme gibt es, die Sie in sich hineinfressen?
- Lassen Sie Gefühle von Wut und Zorn zu oder schlucken Sie sie herunter?
- Bearbeiten Sie Ihre Gefühle und sprechen Sie mit vertrauten Menschen Ihre Unzufriedenheit durch?
- Denken Sie daran, Ihre Probleme und Sorgen im Gebet vor Gott auszubreiten?
- Gehen Sie Konflikten in Ehe, Familie und Beruf aus dem Weg?

- Gehören Sie zu den Menschen, die alles mit sich selbst abmachen müssen?
- Verhalten Sie sich lieb und überangepasst, um bei der Umgebung nicht anzuecken?
- Entdecken Sie Verhaltensmuster in sich, die der „Selbstzerfleischung“ ähneln?
- Meinen Sie, immer alles perfekt machen zu müssen?

# X. In Beziehungen leben – streiten lernen

Unser Körper spricht, wir nehmen das wahr und hören genau hin. Vielleicht sind wir bereit, Missstände in unserem Leben, wie sie in den vorhergehenden Kapiteln beschrieben wurden, aufzudecken und vor Gott zu bringen. Das wiederum geht damit einher, neue Verhaltensweisen einzuüben, wie ich es bereits erwähnte.

Die Schwierigkeit, die für viele Menschen an dieser Stelle oft hinzukommt, besteht darin, dass wir in *Beziehungen*, in *Gemeinschaft* leben. Veränderung geschieht also nicht „solo", sondern immer in Beziehung zum Ehepartner, zu den Kindern, zu Freunden und Kollegen.

Wir wollen doch – gerade als Christen – in Harmonie leben mit Gott, mit uns selbst und mit unseren Nächsten. Der Umgang miteinander spielt sich zu einem großen Teil über die Kommunikation ab. Und wir alle wissen, dass Kommunikation auch oft Streit bedeutet. Denn Spannungen und Konflikte gehören mit zum Alltag des Menschen. Wer sie ausklammert, verdrängt und beschönigt, fördert die Unzufriedenheit und verstärkt psychosomatische Beschwerden.

Wer sie *nicht* ausklammert, hat immer noch in der Hand, wie er damit umgehen will. Je nachdem, *wie* wir miteinander streiten, können wir unser Gesundwerden und -bleiben fördern oder hemmen.

Positiver Streit kann fair, konstruktiv und hilfreich für beide Seiten sein. Und das lässt sich lernen. Im Folgenden möchte ich elf Denkanstöße geben, die uns helfen können, den Umgang miteinander fruchtbarer und befriedigender zu gestalten – durch positives Streiten.

## Elf Denkanstöße

***Denkanstoß Nr. 1: Hinter den Streit sehen***

Konflikte und Streit kommen in allen menschlichen Beziehungen vor (Ehe, Freundschaft, Kameradschaft und im Arbeitsteam). Den Streit *verstehen* ist der erste Schritt zu seiner Bewältigung. Verstehen heißt, hinter die Fassade des Streitinhalts zu blicken. Welche Bedingungen halten den Streit aufrecht? Welche lieblosen und ungeistlichen Motive fördern den Streit?

„Woher kommen denn die Kämpfe und Streitigkeiten zwischen euch? Sie entspringen den Leidenschaften, die ständig in eurem Inneren toben. Ihr verzehrt euch nach etwas, was ihr gern hättet. Ihr seid neidisch und eifersüchtig, aber das bringt euch dem ersehnten Ziel nicht näher. Ihr kämpft darum; aber ihr bekommt es nicht, weil ihr Gott nicht darum bittet. Und wenn ihr ihn bittet, bekommt ihr es nicht, weil ihr nur in der Absicht bittet, eine unersättliche Gier zu befriedigen“ (Jakobus 4, 1 ff.).

Unsere verborgenen Beweggründe sind oft Eifersucht und Neid, Unterlegenheitsgefühle, Wut und Rechthaberei. Wir wollen haben und nicht verzichten, wir wollen siegen und nicht verlieren.

***Denkanstoß Nr. 2: Die Motive prüfen***

Negativer Streit wurzelt oft darin, das wir persönlich verletzt sind. Wer sich getroffen und gekränkt fühlt, will nicht der Wahrheit die Ehre geben, sondern sein Prestige retten. Der Streit verschärft sich vermutlich. Darum prüfen Sie Ihre Motive! Je persönlicher Sie einen Streit angehen, desto unsachlicher wird er verlaufen. Was wollen Sie im Streit erreichen? Sind es egoistische, destruktive oder konstruktive Motive? Wünschen Sie sich für beide Parteien zufrieden stellende Lösungen oder wollen Sie sich nur durchsetzen?

„Der Mensch hält alles, was er tut, für richtig! Gott aber prüft die Beweggründe“ (Sprüche 16, 2). Unsere Vorurteile sind Selbstbetrug. Unsere irrationalen Überzeugungen rufen Streit und Machtkampf hervor. Im Gebet oder in der Seelsorge kann Gott uns die verborgenen Motive erkennen lassen. Gott prüft unsere Selbstgerechtigkeit.

***Denkanstoß Nr. 3: Den Streit bejahen***

Zum Streit gehört es, verschiedener Meinung zu sein. Das muss ausgehalten und ausgefochten werden. Wenn Sie den Streit bejahen, halten Sie den anderen Partner für wahrheitsfähig. Eine streitlose Partnerschaft ist eine fragwürdige Beziehung. Falsche Nachgiebigkeit und Harmoniesucht verhindern, dass schwelende Konflikte angegangen und geklärt werden.

Den Streit bejahen heißt auch, die eigene Selbstsucht zu bejahen, die Haupttriebfeder für Zank und Streit. Paulus charakterisiert dieses Kernmotiv so: „Wohin die menschliche Selbstsucht führt, kann jeder sehen: zu (...) Streit, Gehässigkeit, Rivalität, Jähzorn, Geltungsdrang, Uneinigkeit und Spaltungen“ (Galater 5, 19-20).

***Denkanstoß Nr. 4: Streiten schafft Kontakt***

Viele Menschen streiten, weil sie Kontakt suchen. Sie streiten, um den anderen herauszufordern. Sie wollen nicht verletzen oder diskriminieren. Indem sie laut und heftig werden, versuchen sie, die Nähe des anderen zu erzwingen. Können Sie im Streit dem anderen positive Absichten unterstellen?

Besonders Frauen „kämpfen“ verbal, um den Partner zu

Antworten und Reaktionen herauszufordern. Viele Männer verstehen diese Annäherung jedoch als negativen Streit.

„Behandelt die Menschen so, wie ihr selbst von ihnen behandelt werden wollt – das ist alles, was das Gesetz und die Propheten fordern" (Matthäus 7, 12). Diese „goldene Regel" der Kommunikation garantiert ein faires Streiten. Streitpunkte werden klar und deutlich formuliert, Aggressionen hingegen vermieden.

***Denkanstoß Nr. 5: Den Streit nicht vor sich herschieben***

Wer Probleme und Konflikte auf die lange Bank schiebt, verstärkt die Schwierigkeiten. Der Konfliktvermeider erreicht vielleicht Friedhofsruhe, aber keinen echten Frieden.

„Wenn du zum Altar gehst, um Gott deine Gaben zu bringen, fällt dir dort vielleicht ein, dass dein Bruder etwas gegen dich hat, dann lass deine Gabe vor dem Altar liegen, geh zuerst zu deinem Bruder und söhne dich mit ihm aus. Danach kannst du Gott deine Opfer darbringen" (Matthäus 5, 23 ff.). Friede mit Gott und Friede mit den Mitmenschen gehören untrennbar zusammen. Probleme, die zum Streit führen, dürfen von uns Christen nicht verharmlost, überspielt und verdrängt werden.

***Denkanstoß Nr. 6: Das Ziel deutlich machen***

Es ist hilfreich, dem Streitpartner die eigenen Wünsche, Ziele und Absichten klar und deutlich zu erläutern. Dann werden sie für ihn kalkulierbar. Erst dann kann er verstehen, was wir mit dem Streit erreichen möchten, und darauf eingehen.

***Denkanstoß Nr. 7: Sich selbst in Frage stellen***

Lassen Sie zu, dass Ihre Vorurteile in Frage gestellt werden! „Es kann alles auch ganz anders sein!", pflegte Alfred Adler seinen Zuhörern einzuhämmern. Irren ist menschlich. Wer sich selbst hinterfragen kann, ist für die Argumente des Gegners aufgeschlossen. Rechthaberei führt zu destruktivem Streiten. Wer sich in Frage stellt, stellt auch seine Vorurteile in Frage.

„Verurteilt nicht andere, damit Gott nicht euch verurteilt (...) Warum kümmerst du dich um den Splitter im Auge deines Bruders und bemerkst nicht den Balken in deinem eigenen? Wie kannst du zum Bruder sagen: ‚Komm her, ich will dir den Splitter aus dem Auge ziehen', wenn du selbst einen ganzen Balken im Auge hast? Du Scheinheiliger, zieh erst den Balken aus deinem Auge, dann kannst du dich um den Splitter im Auge deines Bruders kümmern" (Matthäus 7, 3-5).

Die Bibel geht davon aus, dass es Streit und Auseinandersetzungen gibt. Wichtig ist, dass die Arbeit am Problem bei mir beginnt und nicht beim anderen. Ich untersuche meine Anteile und Motive und „ziehe" Konsequenzen. Wer nur verbal Mitschuld eingesteht, aber keine Konsequenzen „zieht", hat kein Recht, dem Gegenüber „Splitter" in dessen Optik aufzuzeigen.

***Denkanstoß Nr. 8: Ich-Botschaften senden***

Du-Botschaften verschärfen den Streit. Sie beinhalten Vorwürfe, Anklagen und stempeln den anderen zum Sündenbock. Du-Botschaften sind Vorurteile, sie kränken und rufen Gegenangriffe hervor. Der Gesprächspartner reagiert trotzig, fühlt sich beschuldigt und schlägt zurück. Ich-Botschaften verringern den Widerstand, klagen nicht an und beschämen den Partner nicht. Ich-Botschaften motivieren den Gegenspieler dazu, gemeinsam über positive Lösungen nachzudenken.

***Denkanstoß Nr. 9: Annahmen durch Rückfragen überprüfen***

Beim Streit haben beide Parteien Vorurteile. Es kommt in

der Regel zu Unterstellungen. Diese Unterstellungen sind häufig Selbsttäuschungen. Niemand kann die Gedanken des anderen lesen. Wir sind aber nicht selten davon überzeugt. Beide Gesprächspartner vergewissern sich durch Rückfragen, ob ihre Annahmen auch stimmen. Diese gegenseitigen Rückmeldungen verhindern Missverständnisse: „Habe ich dich richtig verstanden: Du siehst die Dinge also so und so?“

***Denkanstoß Nr. 10: Unterschiedliche Standpunkte stehen lassen***

Es gibt bei Auseinandersetzungen immer wieder unversöhnliche Standpunkte. Unterschiedliche Meinungen müssen keinen Krieg zur Folge haben. Suchen Sie Wege, wie Sie mit gegensätzlichen Auffassungen leben können. Wer kontroverse Stellungnahmen bejaht, respektiert den anderen.

***Denkanstoß Nr. 11: Gemeinsam nach Lösungen suchen***

Einseitige Lösungen, die erzwungen, erpresst oder diktiert wurden, sind der Nährboden für neue Konflikte. Nehmen Sie sich Zeit für Lösungsversuche. Zwischenlösungen können von beiden Seiten getestet werden. Eine Lösung, die beide Seiten befriedigt, bewahrt vor ständigen neuen Auseinandersetzungen.

„Eine versöhnliche Antwort kühlt den Zorn ab, ein verletzendes Wort heizt ihn an. (...) Ein versöhnliches Wort hilft anderen zum Leben; wer unversöhnlich redet, zerstört jede Gemeinschaft“ (Sprüche 15, 1.4). Wer Probleme lösen will, muss versöhnungsbereit sein. Wer selbstgerecht, nachtragend, rechthaberisch und stolz ist, gießt unbewusst Öl ins Feuer. Nur wer zur Versöhnung bereit ist, findet Lösungen, die beiden Parteien gerecht werden.

# XI. Krankheit als Chance

## Glaube: vorbeugend und heilend

Wer betet und sich an den Herrn der Welt und den Herrn unserer Krankheiten und Leiden wendet, ist besser dran. Eugen Roth drückt den umgekehrten Sachverhalt treffend aus: „Wer nicht mehr traut auf Gottes Willen, ersetzt sein Nachtgebet durch Pillen."

Hingabe an Jesus Christus trägt Früchte. Sie hat Einfluss auf Leib und Seele, auf Zufriedenheit und Unzufriedenheit, Harmonie und Disharmonie. Der amerikanische Arzt Dr. McMillen schreibt am Schluss seines Buches „Vermeidbare Krankheiten": „Jesus sprach: ‚Wahrlich, ich sage euch: Es ist niemand, der Haus oder Brüder oder Schwestern oder Mutter oder Vater oder Kinder oder Äcker verlässt um meinetwillen und um des Evangeliums willen, der nicht hundertfältig empfange jetzt in dieser Zeit Häuser und Brüder und Schwestern und Mütter und Kinder und Äcker mitten unter Verfolgung und in der zukünftigen Welt das ewige Leben.' Keiner weiß besser als Jesus, dass Preisgabe Schmerz bedeutet. Aber er verspricht uns, dass wir hier schon – nicht erst in der Ewigkeit – hundertfach entschädigt werden. Wir können das am besten verstehen, wenn wir an die vielen somatischen und körperlichen Krankheiten denken, von denen wir in diesem Buch gesprochen haben. Hinter Freuden und Leiden dieses Lebens steht nicht ein großes Fragezeichen – am Ende unseres Lebens steht Er. Die Störenfriede sind beseitigt, die Krankheitserreger sind ausgeschaltet, Kraft, Friede und Freude sind eingekehrt."[1]

Viele gefährliche, krankmachende Stressoren wie Eifersucht, Leid, Missgunst, Ärger, Wut, Zorn und andere dissoziale Verhaltensweisen trennen uns nicht nur von Christus, sondern auch von den Menschen. Die hundertfache Entschädigung erhalten wir hier und heute. Das ist ausschlaggebend. Christsein ist keine Jenseitsvertröstung. Leben aus dem Glauben an Jesus Christus beugt Stress und vielen Krankheiten vor und ist an deren Heilung maßgeblich beteiligt. Das ist kein gläubiges Wunschtraum-Denken, sondern eine fundamentale therapeutische Weisheit.

## Leid und Krankheit als Heim-Suchung

Die deutsche Sprache drückt unmissverständlich aus, was Krankheiten und Leiden auch bedeuten können: Heimsuchungen. Einer der bedeutendsten Theologen des Mittelalters, Anselm von Canterbury, tröstete einmal einen Leidenden mit den Worten: „Da die Wasser wuchsen, hob sich die Arche in die Höhe. Das Leiden soll uns in die Höhe tragen."

Leid und Krankheit können neue Dimensionen eröffnen. Sie können Wahrheiten freilegen, die in gesunden Tagen verschüttet bleiben. Leid kann uns Bereiche erschließen, die der Gesunde meidet und verdrängt. Der 1951 verstorbene französische Dichter André Gide schrieb einen Essay über das Thema: „Zwiesprache am Krankenbett." Bei ihm heißt es:

„Ich glaube, dass Krankheiten Schlüssel sind, die uns gewisse Tore öffnen können. Ich glaube, es gibt gewisse Tore, die einzig die Krankheit öffnen kann. Es gibt jedenfalls einen Gesundheitszustand, der es uns nicht erlaubt, alles zu verstehen. Vielleicht verschließt uns die Krankheit einige Wahrheiten; ebenso aber verschließt uns die Gesundheit andere oder führt uns davon weg, sodass wir uns nicht mehr darum kümmern. Ich habe unter denen, die sich einer unerschütterlichen Gesundheit erfreuen, noch keinen getroffen, der nicht nach irgendeiner Seite hin ein bisschen beschränkt gewesen wäre, wie solche, die nie gereist sind. Und ich erinnere mich, dass Charles-Louis Philipp die Krankheit ‚die Reise der Armen‘ nannte.“

Leid kann den Unglauben aufbrechen. Aber auch unser Glaube kann Stück für Stück am Leid zerbrechen. Hiob wäre fast daran gescheitert. Doch hat ihn unermessliches Leid reich gemacht. Der lebendige Gott dirigiert uns nicht nur über glatte Autostraßen, sondern auch durch Engpässe hindurch – vielleicht um uns neue Horizonte zu eröffnen.

## Selig sind, die da Leid tragen

Andere Übersetzungen lauten: „Selig die Trauernden ...“ oder: „Glückselig zu preisen die Trauernden ...“. Jesus preist die Menschen selig, die bewusst Leid, Schmerzen, Nöte und Enttäuschungen tragen, die Leid und Kreuz nicht mit heftigem Protest von sich weisen. Hier ist nicht nur Sündenleid gemeint, sondern alles, was die Macht des Todes umfasst.

Der indische Philosoph Tagore schrieb über die Bejahung des Leides:

„Lass mich nicht bitten, vor Gefahr bewahrt zu werden, sondern ihr furchtlos zu begegnen;
lass mich nicht das Ende der Schmerzen erflehen, sondern das Herz, das sie besiegt;
lass mich auf dem Kampffeld des Lebens nicht nach Verbündeten suchen, sondern nach meiner eigenen Stärke;
lass mich nicht in Sorge und Furcht nach Rettung rufen, sondern hoffen, dass ich Geduld habe, bis meine Freiheit errungen ist;

gewähre mir, dass ich kein Feigling sei, der seine Gnade nur im Erfolg erkennt; lass mich aber den Halt deiner Hand fühlen, wenn ich versage."[2]

Diese Seligpreisung ist kein Loblied auf eine Tugend. Trauer und Leid zu tragen bedeutet, auf Gott zu warten: Er hat verheißen, selbst einzugreifen. Gottes Eingreifen heißt: Jesus Christus. Wer es nicht schafft, das Leid auf sich zu nehmen und allzu schnell als schwach und kleingläubig angesehen wird oder sich so fühlt, kann sich deswegen an Christus, den Tröster, wenden.

Im Propheten Jesaja, und zwar im 61. Kapitel, wird der erwartete Messias näher beschrieben: „Der Geist des Herrn Jahwe ist auf mir, weil Jahwe mich gesalbt hat. Er hat mich gesandt, die Freudenbotschaft den Elenden zu bringen, die zerbrochenen Herzen zu verbinden (...), alle Trauernden zu trösten." Der Messias ist der Tröster, der Freudenbote, und seine Botschaft eine frohe Botschaft.

## Der aktive Kranke

Wer sich hinter seiner Krankheit versteckt, wer sie als *Alibi* benutzt, wer sie als *Vorwurf* und unabänderliches *Schicksal* betrachtet (unheilbare Krankheiten sind natürlich gesondert zu betrachten), der neigt zur Passivität. Passivität, Entmutigung, Lethargie und Resignation lähmen unsere Chance, gesund zu werden. Heilung hängt nicht nur von ärztlicher Kunst und wirksamen Medikamenten ab, sondern auch vom Patienten, der den *Willen* hat, gesund zu werden. Wir können sowohl resigniert leben als auch zuversichtlich und zutiefst an das Beste glauben: „Dein Wille geschehe!" Der Unterschied kann sich körperlich und seelisch auswirken.

Selbstverständlich gibt es auch eine ungesunde Aktivität.

Viele zermartern sich den Kopf, wie es weitergehen soll. Sie liegen wach und wollen die Kontrolle nicht verlieren. Sie wollen krampfhaft alle Fäden in der Hand behalten. Sie lassen sich die Arbeit ans Bett kommen und dirigieren von dort aus Büro oder Haushalt. Sie machen Vorschriften, halten die gesamte Umgebung auf Trab und fühlen sich unentbehrlich. Das ist negativer Stress und damit nicht der Gesundheit förderlich.

Wie können wir als Kranke im positiven Sinne aktiv werden? Indem wir nicht mehr an uns selbst denken, als es ein gesunder Egoismus erlaubt. Wer nur um sich selbst kreist, verschlimmert sein Leiden. Wer seine Blicke, Gedanken, Gefühle und Worte nur noch auf seine eigenen Schmerzen, Gebrechen oder Probleme lenkt, verstärkt alle Symptome. Wer aber sein Leiden ernst nimmt, den Blick auf Gott richtet und gesund werden will, der ist aktiv. Und nicht zuletzt gilt, was Theodor Glaser schreibt: „Wer seine Hände faltet, arbeitet mit Gott Hand in Hand und ist so aktiv, wie er aktiver nicht sein kann.“[3]

## Auf unsere Reaktion kommt es an

Jeder Mensch reagiert auf Gefahren, Not, Stress, Druck, Drohungen, Beschimpfungen, Enttäuschungen, Krankheiten und Bedrückungen anders. Der eine *kann* die Situation dankbar zur persönlichen Reifung in sein Leben einbauen, der andere *muss* – wie er sagt und meint – verzweifelt, zornig, empört und deprimiert darauf reagieren. Der amerikanische Arzt Dr. McMillen schreibt dazu:

„Durchs gleiche Gitter schauen zwei Männer in die Ferne – der eine sieht Morast, der andere sieht die Sterne! Die medizinische Bedeutung der Aussage ist erst im letzten Jahrzehnt von Wissenschaftlern erkannt worden. Zwei Männer im Gefängnis reagierten grundverschieden auf Stress. Den einen trieben die Gitterstäbe zur Verzweiflung, den anderen begeisterten die Sterne. Der bedrückte Gefangene entwickelte Stresssymptome im Körper und öffnete sich vielen gefährlichen, vielleicht sogar tödlichen Krankheiten. Eine Untersuchung seines Blutes hätte überdurchschnittliche Mengen schädlicher chemischer Stoffe ergeben. Diese Substanzen werden von Drüsen erzeugt, angeregt durch seelische Reaktionen, durch Bedrücktsein, Bitterkeit, Zorn, Hass, Angst und Furcht."[4]

Wie werden wir mit Stresssituationen fertig? Reagieren wir *negativ* oder können wir *positiv* reagieren? Eine eintrainierte pessimistische Denk- und Reaktionsweise macht Menschen zu Schwarzsehern, die nichts als schwarz sehen können. Andere können sich gut anpassen, sie nehmen problematische Ereignisse als Herausforderungen, die ihnen helfen, das Leben besser zu meistern, die sie reifen und wachsen lassen. Grübeln und Selbstmitleid sind destruktive Reaktionen, die verschiedene körperliche Leiden heraufbeschwören können, wie schon beschrieben wurde.

Wir sind es selbst, die darüber entscheiden, ob wir gesünder oder bitterer und damit kränker werden. Wir selbst können zu einem großen Teil darüber entscheiden, ob wir den „Morast" sehen oder die „Sterne", ob wir den Rosengarten genießen wollen oder nur das Mistbeet im Auge haben. *Negative* Augen sind ebenso wenig ein unumstößliches Erbe wie *positive* Augen, die auch kein ausschließlicher Besitz der Optimisten sind. Wir können Schritt für Schritt üben, das Gute, das Positive, das für uns Hilfreiche und Nützliche zu sehen. Wir können uns durch regelmäßiges Gebet systematisch umstellen, wir können lernen, Missgeschicke als therapeutischen Bestandteil im Plan Gottes zu erkennen.

Hoffnung, Glaube und ein Ziel im Leben sind medizinisch notwendig. Verzweiflung tötet. Resignation treibt in die Katastrophe. Hoffnung hingegen beflügelt, treibt nach vorn, aktiviert unsere körperliche, seelische und geistige Energie.

Warum konnte beispielsweise Paulus die bedrückenden Stresssituationen, die ihm täglich begegneten, gefasst und erfolgreich bestehen? Er sagt es selbst: „Wer will uns scheiden von der Liebe Christi? Trübsal oder Angst oder Verfolgung oder Hunger oder Blöße oder Gefahr oder Schwert? Wie geschrieben steht: ‚Um deinetwillen werden wir getötet den ganzen Tag; wir sind geachtet wie Schlachtschafe.‘ Aber in dem allen überwinden wir weit durch den, der uns geliebt hat“ (Römer 8, 35-37).

Paulus beschreibt hier ein geistliches und therapeutisches Geheimnis, das uns allen viel geben kann: Er blickt jeden Tag dem Schlechten realistisch ins Auge, er verdrängt Angst, Leiden und Todesdrohungen nicht. Er nimmt die Realität ernst. Er sieht sich als Schlachtschaf und schaut dennoch mit dem gleichen Blick „auf die Sterne“. Als Todgeweihter kann ihn nichts mehr bekümmern. Er lässt sich nicht nervös machen. Kleine Dinge werden plötzlich unwesentlich. Die kleinen Nadelstiche, die oft unser Leben bestimmen und uns tyrannisieren, werden lächelnd in den Papierkorb geworfen – wo sie auch hingehören. Auch Paulus weiß nicht, was die Zukunft bringt – aber er weiß, *wer* sie bringt.

### *a) Den „Morast“ sehen – ein Fallbeispiel*

Ein Pfarrer überweist mir eines Tages eine Frau, die er als kompliziert und empfindlich charakterisiert. Die Frau habe ihn zweimal besucht und sei nicht wiedergekommen. Verstehen könne er das nicht. Die Atmosphäre sei in beiden Gesprächen – für seine Begriffe – ausgesprochen warmherzig gewesen. Er habe sie angerufen, um sich nach ihrem Ergehen zu erkundigen, und die Frau hätte sinngemäß geantwortet: „Ich habe immer das Gefühl gehabt, dass Sie mich nicht verstehen und sich über meine Probleme lustig machen. Nehmen Sie's mir bitte nicht übel, dass ich nicht wiederkomme."

Um die angefangene Beratung nicht ergebnislos zu beenden, riet er der Frau, sich mit mir in Verbindung zu setzen. Die Frau kam tatsächlich und wir sprachen als Erstes über den unausgetragenen Konflikt zwischen ihr und dem Pfarrer.

*Ich*: „Was haben Sie bei diesen Gesprächen empfunden? Wie haben Sie sie erlebt?"

*Sie*: „Er war sehr nett zu mir, sehr warmherzig, das kann ich nicht anders sagen, aber er lächelte so hinterhältig."

*Ich*: „Sie haben das als heuchlerisch und unecht empfunden?"

*Sie*: „So, als wollte er ständig sagen: ‚Das sind doch Bagatellen! Darüber lohnt sich doch nicht zu reden!'"

*Ich*: „Er *wollte* es sagen, haben Sie formuliert. Getan hat er es aber nicht."

*Sie*: „Nein, er hat es nicht getan. Aber ich weiß, dass er so gedacht hat."

*Ich*: „Sie wissen es. Sie glauben es zu wissen. Sie sagen das sehr bestimmt."

*Sie*: „Das ist ja kein Einzelfall. Ich werde so behandelt. Wenn man nur eine Frau ist, wird man ja nicht ernst genommen."

*Ich*: „Sie haben in Ihrem Leben erfahren, dass Sie als Frau nicht ernst genommen werden."

*Sie*: „Sehen Sie, zu Hause waren wir vier Kinder. Zwei Jungen und zwei Mädchen. Ich war die Dritte. Mein Vater ist früh gestorben und meine Mutter musste für die Familie sorgen. Die Jungen wurden vorgezogen. Die setzten sich durch. Männer haben es leichter im Leben. Aber wir Mädchen! Wir wurden zurückgesetzt. Unsere Probleme wurden gar nicht ernst genommen. Das waren ja alles nur Bagatellen."

*Ich*: „Wenn ich Sie richtig verstehe, dann glauben Sie, dass sich Männer besser im Leben durchsetzen, dass sie ernster genommen werden, dass Frauen es schwerer haben und man ihre Probleme als Bagatellen abtut."

*Sie*: „So ist es. Ich hatte immer so viele Fragen. Mutter hatte keine Zeit für mich. Sie sagte einfach: Mit solchen Kleinigkeiten gebe ich mich nicht ab."

*Ich*: „Und noch heute machen Sie die Erfahrung, dass Ihre Probleme als Bagatellen behandelt werden."

*Sie*: „Ich habe es nie anders erlebt. In meiner Kindheit nicht, in meiner Ehe nicht, niemals."

*Ich*: „Und Sie wollen es in meiner Beratung auch so erleben?"

*Sie* (lächelt): „Ich will das natürlich nicht. Aber wenn ich ehrlich sein soll, ich erwarte nichts anderes."

Hier wird deutlich:

- Unsere *negativen Erwartungen* erfüllen sich. Was wir erwarten, tritt ein. Sich erfüllende Befürchtungen können programmiert werden.
- Die Frau *projiziert*. Verhaltensweisen, die sie oft *erlebt* hat, überträgt sie auf die beiden Seelsorger. Sie hat ihre Erfahrungen *gemacht*. Sie hat sich ein Erfahrungsschema *geschaffen*. Sie glaubt, nichts anderes erwarten zu können.
- Die Ratsuchende leistet *Widerstand*. Übertragung, Gegenübertragung und Widerstand spielen in der Seelsorge und Therapie eine große Rolle. Der Seelsorger muss dabei folgende Fragen beantworten: Was will die Ratsuchende mit ihrem Widerstand erreichen? Welche Ziele verfolgt sie? Will sie dem Seelsorger bescheinigen, dass auch er als Christ die Probleme einer Frau nicht ernst

nimmt? Diese Ratsuchende gibt zu erkennen, dass sie gegen alle Männer ein Vorurteil hat und es gern sieht, wenn sie an ihr scheitern.

- Die Ratsuchende ist davon überzeugt, dass Frauen *benachteiligt* und Männer bevorzugt werden. Männer können sich leichter durchsetzen, Frauen können das nicht. Wo kann sie Alternativerfahrungen machen? Wird ihr diese Beratung zur Alternativerfahrung?
- Dieser Beratungsprozess kam zu einem positiven Gesamtergebnis, weil die Frau lernte, ihre *negativen Reaktionen* ständig zu überprüfen. Sie lernte, ihre Befürchtungen in Frage zu stellen und positive Erwartungen systematisch einzutrainieren.

*b) Die „Sterne" sehen – ein Fallbeispiel*

Das Gebet ist eine Möglichkeit, eine negative Sicht und negative Reaktionsmuster umzupolen. Wie geht das vor sich? Ich fragte einen Ratsuchenden, der sich dem Pessimismus verschrieben hatte, aber als Christ von der Richtigkeit seiner Einstellung überzeugt war, was er abends im Gebet vor Gott ausbreite. Er überlegte einen kurzen Augenblick und zählte viele Dinge auf, die ich der Reihe nach mitschrieb. Am Schluss seiner Aufzählung fragte ich ihn:

*Ich*: „Haben Sie mir Ihre Gebetsanliegen genannt?"

*Er*: „Ja, aber einiges habe ich bestimmt vergessen!"

*Ich*: „Fällt Ihnen selber etwas auf?"

*Er*: „Es ist ein Stümpergebet, ein zusammengestoppeltes Gebet, ich weiß. Vielleicht gelingt es mir eines Tages, vollkommener zu beten."

*Ich*: „Fällt Ihnen sonst noch etwas auf?"

*Er*: „Es sind viele persönliche Probleme darin enthalten."

*Ich:* „Was wollen Sie damit sagen?"

*Er*: „Das ganze Gebet ist stark egoistisch. Und das finde ich ungeistlich."

*Ich*: „Darf ich Ihnen die Punkte, die Sie mir genannt haben, noch einmal vorlesen?"

Er ist einverstanden und ich fasse alle Gebetsanliegen, die er aufgezählt hat, noch einmal zusammen.

*Ich*: „Darf ich Ihnen meinen Eindruck schildern?"

*Er*: (nickt)

*Ich*: „Ich habe 16 Gebetsanliegen aufgeschrieben und mir fällt auf, dass sie 14 *negative* Aspekte beinhalten. Bewahrung vor Krankheit, Furcht vor einem neuen Krieg, Sorgen um die Zeugnisse der Kinder, Sorgen um bestimmte Moralauffassungen in der Gemeinde, Angst vor Komplikationen im Betrieb, Zweifel, ob Sie sich in einer bestimmten Sache richtig verhalten haben, und so weiter. Ihren Dank an Gott erledigen Sie mit einem einzigen, sehr allgemeinen Satz, der sich auf nichts Konkretes bezieht."

Was geschieht in dem Gespräch konkret?

- Der Ratsuchende empfindet selbst, dass der Dank mehr oder weniger eine christliche Pflichtübung darstellt. Seine Sorgen, Ängste, Befürchtungen hingegen dominieren das Gebet.
- Der Ratsuchende entdeckt, dass er sich und sein geistliches Leben ständig in Frage stellt. Er sagt zum Beispiel: „Einiges habe ich bestimmt vergessen" – „Es ist ein Stümpergebet, ein zusammengestoppeltes Gebet" – „Das ganze Gebet ist stark egoistisch".
- Der Ratsuchende wird damit konfrontiert, dass sein geistliches Leben völlig freudlos verläuft, dass er klagt und kritisiert und scharf alle Probleme seiner Gemeinde, in der er ehrenamtlich mitarbeitet, unter die Lupe nimmt.
- Der Ratsuchende erlebt im Gespräch, dass er in der Gemeinde, in der Familie und in der Firma als übergenau, pedantisch, als Kritiker, Schwarzseher und Besserwisser erscheint, dass sein freudloses geistliches Leben wenig

Anziehungskraft besitzt und viel Abwehr hervorruft. Er leidet darunter, dass seine Kinder besonders konsequent gegen ihn zu Felde ziehen.

- Der Ratsuchende und ich gehen in einer Reihe von Gesprächen nur Beispiele aus dem Alltag durch, um die „Kraft des positiven Denkens" und Sehens zu trainieren. Welche positiven Seiten haben bestimmte Ereignisse? Ist ein Vorfall in erster Linie negativ zu bewerten? Was will ich vielleicht mit der negativen Kritik bezwecken? Wie reagieren die nächsten Angehörigen und Mitarbeiter auf die kritischen Beurteilungen und negativen Befürchtungen? Welche Erfahrungen mache ich, wenn ich positiv reagiere?
- Der Ratsuchende schlägt selbst vor, sein abendliches Gebet umzustellen. Er wolle nun fünf Minuten vor dem Gebet über die Frage meditieren: „Wofür habe ich heute zu danken?" Das Training des „Sterne-Sehens" hat ihn – unter anderem – befähigt, das Verhältnis von positiven und negativen Gebetsanliegen zu vertauschen. Das Training hat das gesamte Familienklima verbessert. Er fühlt sich weit mehr bestätigt und geliebt als bisher.

*c) Eine Zauberformel gegen die Angst*

Dale Carnegie, dessen Bücher in der ganzen Welt Millionenauflagen erzielten, beschreibt in einem von ihnen eine „Zauberformel", die helfen kann, peinigende Angstsituationen zu überwinden. Wenn ein Problem auftaucht, das uns niederdrückt oder unlösbar erscheint, gehen wir folgendermaßen an die Sache heran:

„1. Fragt euch: ‚Was ist das Ärgste, das möglicherweise geschehen kann?'

2. Seht zu, dass ihr euch damit abfindet, wenn es sein muss.

3. Dann trachtet in aller Ruhe danach, dem Schwersten, wenn möglich, die Spitze abzubrechen.“[5]

Worin liegt der Effekt?

- Wer das einmal Geschehene bejaht, hat den ersten Schritt getan, um die Folgen eines jeden Missgeschicks zu überwinden.
- Zorniges Aufbegehren, das sich nicht mit dem Zugestoßenen abfinden kann, zerstört alle positiven Ansätze. Das Leben erscheint sinnlos und leer. Jeder Neuanfang wird durch Verzweiflung und Angst blockiert. Verbittert weigert sich der Mensch, aus den Trümmern zu retten, was zu retten ist. Eine innere Lähmung breitet sich aus. Der Stillstand verlängert die empfundene Ausweglosigkeit.
- Das Schlimmste zu bejahen schenkt stückweise inneren Frieden und setzt Kräfte frei, nach Lösungsmöglichkeiten zu suchen. Wer dem Schlimmsten gefasst ins Auge sieht, kann nichts mehr verlieren. Er kann nur noch gewinnen, denn das Schlimmste verliert seinen Schrecken.

## Trost im Leben und im Sterben

„Wer ist dein einziger Trost im Leben und im Sterben?“, fragt der Heidelberger Katechismus zu Beginn. Bei dem Wort Trost taucht schnell das Stichwort „Vertröstung“ auf, Vertröstung aufs Jenseits. Davon ist jedoch der Trost meilenweit entfernt. Trost meint, inmitten der Vergeblichkeit und Vergänglichkeit unseres Lebens und trotz unserer Schuldverstrickung getröstet zu sein.

Der Theologe Helmut Gollwitzer schreibt: „*Trost* heißt: Standhaftigkeit, Geduld, Gelassenheit, Hoffnung, langer Atem, nicht nachlassender Mut in Verhältnissen, die man nicht ändern kann. Im Vorausschauen auf die große Veränderung jenseits der diesseitigen Verhältnisse, im Vorausschauen auf das ewige Geborgensein im Ja Gottes und das unveränderbare Diesseits ertragen."[6]

Die christliche Botschaft ist die Alternative zur Hoffnungslosigkeit und Sinnlosigkeit dieser Welt. Jesus Christus ist nicht *eine* Antwort, sondern *die* Antwort, nicht *ein* Angebot, sondern *das* Angebot, nicht *eine* Hilfe, sondern *die* Hilfe.

Die christliche Botschaft
- beendet alle Resignation und Sinnlosigkeit,
- schenkt tragfähige Hoffnung,
- durchdringt das Dunkel und bringt erfülltes Leben,
- demonstriert machtvoll, dass der Tod nicht das letzte Wort hat,
- bringt Erlösung, und das heißt Befreiung,
- bietet echten Trost anstelle von Vertröstung, und das heißt noch einmal: Standhaftigkeit, Geduld, Gelassenheit, Hoffnung, langer Atem und ein nicht nachlassender Mut.

# XII. So, wie ich bin, bin ich gut genug

## Selbstannahme als Schlüssel zum Gesundwerden

Ich möchte mit einem Gedanken abschließen, den ich im Rahmen dieses Themas für entscheidend halte, der geradezu ein Schlüssel sein kann zur Lösung vieler Probleme in unserem Leben! Das ist ein Gedanke, der viele psychosomatischen Störungen, Probleme, Konflikte und Leiden verhindern wird, wenn wir ihn in unserem Leben zum Zuge kommen lassen.

Dieser Grundsatz lautet: So, wie ich bin, bin ich gut genug. Ich habe nicht gesagt: Bin ich *gut*, sondern gut *genug*. Ich halte diesen Satz für eminent christlich. Der amerikanische Arzt und Individualpsychologe Rudolf Dreikurs umschreibt die Bedeutung dieses Gedankens so: „Jedes persönliche Versagen und destruktive Verhalten kann auf die *irrige* Meinung zurückgeführt werden, wir hätten keinen Wert innerhalb der Gemeinschaft.“[1]

Leider beruhen die traditionellen Erziehungsmaßnahmen, auch weitgehend im christlichen Raum, auf der Erkenntnis: „So, wie der Mensch ist, ist er *nicht* gut genug.“ Wir gehen bewusst oder unbewusst von der Annahme aus, dass er mehr aus sich machen muss.

Er muss
- *mehr* leisten,
- *mehr* arbeiten,

- *mehr* erreichen,
- *mehr* Erfolg haben,
- liebenswürdiger, hilfsbereiter, moralischer, ausdauernder, mutiger und nicht zuletzt christlicher werden.

Dem Komparativ „christlicher“ hat der verstorbene Hamburger Bischof D. Witte energisch widersprochen: „Ein Mensch, der immer christlicher werden will, wird immer ungeistlicher und pharisäerhafter. Christ sein heißt: Christi sein – nicht mehr und nicht weniger.“

*a) Wer kann sich nicht akzeptieren?*

In einem Arbeitskreis für angehende Altenpfleger diskutierten wir einmal den Satz: „So, wie ich bin, bin ich gut genug.“ Von 20 Teilnehmern konnte keiner überzeugend von sich sagen: „So, wie ich bin, bin ich gut genug. So, wie ich bin, akzeptiere ich mich.“ Wir haben dann gemeinsam zusammengetragen, warum viele diesen Satz nicht sagen können und was einen Menschen hindert, sich so zu bejahen, wie er ist.

Sich selbst annehmen, wie er ist, kann nicht,

- wer mit sich *unzufrieden* ist, äußerlich und innerlich;
- wer sich nicht *geliebt* weiß, sich nicht geliebt *fühlt* – völlig unabhängig davon, ob sein Gefühl richtig ist oder falsch;
- wer nicht genug *Bestätigung* und *Anerkennung* bekommt;
- wer unter *Komplexen* und *Minderwertigkeitsgefühlen* leidet;
- wer sich *unterdrückt* fühlt;
- wer sich niemandem *anvertrauen* kann;
- wer glaubt, immer *geben* zu müssen, damit er geliebt und ernst genommen wird;
- wer sich *unmoralisch* und *minderwertig* fühlt;

- wer glaubt, nicht *liebenswert* zu sein und für einen Menschen des anderen Geschlechts keinerlei Anziehung zu besitzen;
- wer ein *Angeber* ist und anderen ständig beweisen muss, dass er etwas darstellt;
- wer glaubt, er dürfe diesen oder jenen Satz nicht sagen, um auf die anderen nicht *überheblich* zu wirken;
- wer *Angst* hat zu versagen;
- wer um jeden Preis *beweisen* will, dass er nicht minderwertig und wertlos ist.

Gegen den Satz „So, wie ich bin, bin ich gut genug" laufen die meisten Menschen Sturm. Was viele Menschen weitgehend kennzeichnet, ist ihr *Mangel an Vertrauen* in die eigene Stärke, ist der Mangel an Vertrauen in die eigenen Fähigkeiten. Wer glaubt, er sei eine Niete, wird alles daransetzen, seinen Glauben zu bestätigen. Er wird unter allen Umständen erfolgreich darin sein, eine Niete zu verkörpern.

Wir haben schon als Kinder gelernt, dass wir so, wie wir waren, nicht genügten, nicht gut genug waren. Nur wenn wir bessere Zeugnisse nach Hause brachten, wenn wir bessere Noten erreichten, *mehr* lernten, *mehr* leisteten, *mehr* Geschicklichkeit an den Tag legten und *mehr* arbeiteten, konnten wir unseren Wert beweisen. Unsere Erziehungsvorstellungen beruhen also auf der „Einsicht",

- dass Selbstbejahung den Fortschritt hindert und die menschliche Leistungsfähigkeit lähmt,
- dass Zweifel die Leistungsbereitschaft erhöhen und die Arbeitsmotivation steigern,
- dass empfundene Unzulänglichkeiten unsere Lernbereitschaft wachrütteln und zu ungeahnter Tatkraft anstacheln.

Das Gegenteil ist der Fall. Diese These soll im Folgenden ausgeführt werden.

*b) Folgen von Unzufriedenheit*

Warum komme ich persönlich nicht voran, wenn meine seelische Gleichwertigkeit in dieser Weise gestört ist? Warum werde ich auch für andere keine positiven Beiträge leisten können?

1) Bin ich mit mir unzufrieden, drehe ich mich um mich selbst und bin nur noch mit mir selbst beschäftigt. Ich neige zur Aggression und ziehe mich unter Umständen in mich selbst zurück.

Rudolf Dreikurs schreibt: „Unsere Nervenkliniken, Gefängnisse und Asyle sind die Verwahrungsorte derer, die jede Hoffnung verloren haben, dass irgendetwas, was sie tun, ihnen Status in der Gesellschaft geben kann.“[2]

2) Fühle ich mich nicht genug geliebt, hasse ich wiederum die anderen und räche mich bewusst oder unbewusst an Mitmenschen. Ich bin dann außerstande, positive Beiträge in der Gemeinschaft zu leisten. Fühle ich mich selbst nicht liebenswert, bin ich unglücklich mit mir und hasse mich womöglich. Ich beneide die anderen.

3) Bin ich ein Angeber und Hochstapler, habe ich das Gefühl, dass ich mehr zeigen muss, als ich habe. Durch Übertreibung und Zurschaustellung will ich mein lädiertes Selbstbewusstsein aufbessern. Herz und Kreislauf werden überbeansprucht.

4) Fühle ich mich nicht genug bestätigt und anerkannt, kritisiere ich die anderen, um selbst im Wert zu steigen. Ich kann die anderen nicht gelten lassen und bin infolgedessen auch nicht kooperativ. Meine Empfindlichkeit ist groß, entsprechende psychosomatische Verspannungen sind die Folge.

5) Fühle ich mich minderwertig, kann ich zum übertriebenen Ehrgeiz und Geltungsstreben neigen. Oder ich werde lebensuntüchtig, traue mich nicht an Aufgaben heran und

werde zum Versager. Alle Formen der Depression sind dafür kennzeichnend.

6) Glaube ich, nur etwas wert zu sein, wenn ich *gebe*, wenn ich für andere da bin, wenn ich Leistungen vorweisen kann, stehe ich damit ständig unter Leistungsdruck. Ich bin in Gefahr, mich zu überfordern, und werde mein eigener Sklavenantreiber. Der Manager mit seiner besonderen psychosomatischen Problematik ist dafür ein Beispiel.

7) Glaube ich, moralisch minderwertig zu sein, halte ich mich für schlecht und böse, tendiere ich unbewusst zum Pharisäismus und zur Überheblichkeit. Meine Wertlosigkeit hindert mich, Aufgaben anzupacken. Ich stelle mich damit *über* Gott, der mich trotz meiner Sünden liebt; ich weise seine Liebe zurück, denn ich gehe mit meiner Schuld härter ins Gericht als Gott selbst.

8) Habe ich Angst, überheblich zu erscheinen, beschneide ich mein Selbstwertgefühl, um bei anderen Menschen besser anzukommen. Demütiges Verhalten, d. h. sich selbst klein zu machen, verfolgt unbewusst das Ziel, negativer Kritik vorzubeugen, den anderen den Wind aus den Segeln zu nehmen und auf diese Weise Zuneigung und Anerkennung zu erbetteln.

9) Habe ich Angst zu versagen, bin ich ständig auf der Jagd nach Erfolg. Ich muss ja Erfolg vorweisen können, um nicht als Niete zu gelten. Ich bin gar nicht in der Lage, mein Bestes zu tun und die Aufmerksamkeit auf die Sache zu richten, sondern ich bemühe mich, mein Ansehen zu verbessern und Misserfolge zu verhindern. So verliere ich die Freude am Handeln und am Leben.

10) Muss ich mir und anderen um jeden Preis *beweisen*, dass ich nicht wertlos bin, dann bezweifle ich meinen Wert. Hätte ich genügend Selbstwert, benötigte ich keinen Beweis. Jeder *Erfolg* ist dann nur ein Sekunden-Erfolg, denn Augenblicke später muss ich ja schon wieder auf dem Plan sein,

um meinen Wert unter Beweis zu stellen. Die ständige *Bewährungsprobe* torpediert die Freude an der Arbeit. Die Flucht in die Krankheit, Faulheit und Resignation bieten sich als Ausdrucksformen geradezu an.

11) Kann ich mich nicht selbst akzeptieren und empfinde ich meine Unzulänglichkeiten als Last, *belaste* ich meine Organe. Ich „produziere" Krankheiten, Leiden und Depressionen. Unzufriedenheit belastet Herz und Kreislauf und bringt das vegetative Nervensystem aus dem Gleichgewicht.

12) Kann ich mich nicht annehmen, wie ich bin, leide ich unter großer Angst. Angst ist der Hauptfaktor aller neurotischen Störungen und Konflikte. Angst vor Katastrophen führt oft wirklich zu einem Missgeschick. Und die Angst vor der Angst fixiert die neurotischen Symptome. Angst fördert unter anderem die Gerinnung des Blutes. Angst führt dazu, dass sich die Arterien verhärten und verengen und das Blut stärker zur Verdickung neigt. Seelische Bedrängnis und Unzufriedenheit mit sich selbst fördern die Klümpchen- und Pfropfenbildung im Blut.

*c) Selbstkritik und mangelnde Selbstannahme*

Selbstkritik beinhaltet positive und negative Aspekte. *Wahre* Selbstkritik bewahrt uns vor falscher Selbsteinschätzung und vor Verblendung. Sie hilft uns, unsere individuellen Vorurteile zu verkleinern. Wahre Selbstkritik lässt uns *sachlicher* werden, wie Fritz Künkel gesagt hat, und weniger *ichhaft*.

Dann gibt es die Selbstkritik, die der Humorist Wilhelm Busch gezielt in einem Gedicht aufs Korn genommen hat:

Die Selbstkritik hat viel für sich.
Gesetzt den Fall,
ich tadele mich,
so hab ich erstens den Gewinn,

dass ich so hübsch bescheiden bin;
zum zweiten denken sich die Leut,
der Mann ist lauter Redlichkeit;
auch schnapp ich drittens diesen Bissen
vorweg den anderen Kritikussen;
und viertens hoff ich außerdem
auf Widerspruch, der mir genehm.
So kommt es dann zuletzt heraus,
dass ich ein ganz famoses Haus.

Diese Form von Selbstkritik ist Mittel zum Zweck. Wir buhlen um die Gunst der anderen. Wir benutzen ein Werkzeug, um groß herauszukommen. Aus einem vorgetäuschten bescheidenen Verhalten will der Mensch Kapital schlagen. Er benutzt die Selbstkritik, um sich klein zu machen, um die mögliche Kritik anderer zu unterlaufen. Hinter dieser Selbstkritik verbirgt sich ein empfindlicher, verletzlicher innerer Kern. Der Mensch ist leicht kränkbar und schnell beleidigt. Indem er sich heuchlerisch klein macht und seine Leistungen abwertet, erhofft er Nachsicht und Rücksicht, weil er Kritik nicht ertragen kann. Sein Selbstwertgefühl ist gestört und seine Selbstannahme angeknackst.

Oder wir kennen die Selbstkritik mancher Zeitgenossen, die sich in Bausch und Bogen verurteilen, die kein gutes Haar an sich lassen und sich selbst nur durch eine dunkel getönte Brille sehen können.

Was ist die Folge dieser Selbstverurteilung?

- Der Mensch verbringt seine Zeit nur damit, das Negative, Destruktive und Unvollkommene unter ein Vergrößerungsglas zu legen. Er verbringt seine Zeit damit, sich im Selbstmitleid zu suhlen.
- Der Mensch, der sich selbst verachtet, macht sich und an-

deren Menschen das Leben schwer. Er fällt sich und anderen auf die Nerven.

- Der Mensch, der sich selbst verachtet, wird zu Hingabe und Nächstenliebe unfähig; ihm fehlt der Mut, positive Beiträge zu leisten.
- Der Mensch, der sich selbst verachtet, steht in der Gefahr, auch Gott zu verachten, der ihn ja in diese „teuflische Selbsteinschätzung“ hat geraten lassen.
- Der Mensch, der sich selbst verachtet, kann keinen anderen aufrichten und bietet für andere kaum einen Halt.

*d) Wir akzeptieren uns, wie wir sind*

Wer sich in Familie, Schule, Kirche und Gesellschaft nicht gleichwertig fühlt, lebt nach folgendem Motto: „Nur wer ständig gegen seine Unzulänglichkeit ankämpft, wird einen Platz in der menschlichen Gesellschaft erhalten.“ Der eigene Wert ist wie dünnes Eis, das jeden Moment einbrechen kann. Jeder Schritt ins Leben, ins Büro, in die Schule und in die kirchliche Gruppe ist mit Ängsten angefüllt: „Werden nicht neue Mängel ans Licht kommen?“

- Niemals können wir uns wirklich freuen, denn unser gegenwärtiger Wert kann schon morgen in Frage gestellt werden.
- Niemals können wir uns *sicher fühlen*, denn jede neue Prüfung, jede neue Bewährung könnte neue Mängel ans Licht bringen.
- Niemals können wir *innerlich ausgeglichen* sein, wenn wir nicht endlich den Konkurrenzkampf mit anderen aufgeben.
- Niemals können wir *Frieden* mit uns schließen, wenn wir nicht den Mut zur Unvollkommenheit aufbringen.

Der Mut zur Lücke und der Mut zur Unvollkommenheit geben uns Gelassenheit. Nur wenn wir innerlich zufrieden, gelassen, ruhig, sicher und damit froh sind, können wir etwas leisten. Es ist *falsch* zu sagen, dass sich der Mensch erst bessern muss, damit er respektiert werden kann. *Richtig* ist: Je mehr er sich selbst achtet und daraufhin auch von anderen geachtet wird, desto besser kann er positive Beiträge leisten und zum Wohl anderer beitragen.

Der ehemalige Präsident des Diakonischen Werkes in Deutschland, Theodor Schober, schrieb zum Thema Selbstannahme: „Wenn wir in Gottes Zeit und Schule stehen, sind wir von dem Zwang erlöst, immer an uns selbst herumzukritteln, uns dauernd selber zu verachten und zu kasteien. Wir könnten es dem großen Meister getrost und gelassen zutrauen, dass er nicht ausgerechnet mit uns seine größten Fehler gemacht hat. Je mehr wir lernen, von uns selber wegzusehen, desto eher werden wir den ‚aufrechten Gang‘ lernen, sodass womöglich andere sich an uns aufrichten können.“[3]

*e) Nehmt einander an, wie Christus euch angenommen hat*

Sich selbst annehmen und einander annehmen – das ist nicht an Bedingungen geknüpft. Dass Christus uns angenommen hat, ist Voraussetzung genug. Er hat nicht gesagt:

- „Ihr müsst erst besser werden“,
- „ihr müsst erst vollkommener werden“,
- „ihr müsst erst moralischer werden“,
- „ihr müsst erst in der Nächstenliebe aktiver werden“,
- „ihr müsst erst christlicher werden,
  dann kann ich euch annehmen.“

Er hat uns angenommen – wie wir sind. Wenn wir uns auf diese Tatsache hin auch annehmen, wie wir sind, und sagen können: „So, wie ich bin, bin ich gut genug“,

- werden wir vorwärts schreiten,
- werden wir *nicht faul* die Hände in den Schoß legen, wie viele vermuten,
- werden wir lieben, weil Christus uns zuerst geliebt hat,
- werden wir unser vegetatives Nervensystem ins Gleichgewicht bringen und uns damit besser vor psychovegetativen Störungen schützen,
- werden wir zufrieden sein, weil Christus unser Friede ist.

Solange wir Gedanken daran verschwenden, was alles „hätte sein können", welche Chancen wir verpasst, welche Laufbahn wir versäumt, welche Bildung wir vermisst haben, welche Gesundheit uns nicht zuteil wurde und welche Träume unerfüllt bleiben, solange füttern wir unsere Unzufriedenheit. Wir schauen auf Dornen und Disteln statt auf Blüten und quälen uns selbst und unsere Mitmenschen.

*f) Selbstannahme im Gebet*

Lucien Jerphagnon hat ein Gebet formuliert, das eindrücklich Zeugnis für die Selbstannahme ablegt:

> *An unerträglichen Tagen*
> Als ich ein Kind war, Herr, wusste ich das nicht,
> ich wusste nicht, dass man so müde,
> so müde seiner selbst sein kann,
> und sich dann sagt,
> dass man sein Leben verfehlt hat.
> Ich habe viele Versuchungen gekannt.
> Diese ist wohl die schwerste.
> Man möchte eine bessere Gesundheit,
> einen glänzenden Verstand,
> einen nicht so armseligen Leib,
> eine höhere Bildung.
> Eine andere Stellung und den großen Kredit,
> den gewisse Leute haben ...

Man entdeckt bei den anderen hundert Chancen,
die einem selbst zugestanden wären,
und hundert Gelegenheiten,
die man selbst niemals gehabt hat ...
Man weiß, dass es höchste Zeit ist,
zu leben,
und zu spät, um zu träumen.
Man weiß, dass das Unmögliche niemals eintreten wird.
Das zu wissen, ist schon Erleuchtung.
Und sie fällt gerade von dort her in mich ein,
von wo ich nichts erwarte.
Die Träume sind aus.
Es bleibt mir mein Leben – das wahre, das ich lieben muss.
Mein Leben, wie es nun einmal ist,
und meine arme Gesundheit und meine ruhmlose Laufbahn.
Dieses, Herr, möchte ich jetzt annehmen.
Auch mich selbst, so arm, wie ich bin.
Ich will mich nicht mehr mit dem quälen,
was „hätte sein können",
und mein Glück darin finden, zu tun, was ich kann.[4]

Unser Kranksein wahrnehmen, Zusammenhänge begreifen, uns selbst annehmen und in Gottes Namen Schritte zur Veränderung wagen – so ist Gesundwerden möglich.

# Literaturhinweise


*II. Seele meint den ganzen Menschen*

1 Frederic Vester, Phänomen Stress, Deutsche Verlags-Anstalt, Stuttgart 1976, S. 32 ff.

2 Elisabeth Lukas, Psychologische Seelsorge, Herder Verlag, Freiburg 1985, S. 168

*III. Krankheiten* haben *und krank* sein

1 Jörg Müller, Und heilt alle deine Gebrechen, J. F. Steinkopf Verlag, Stuttgart 1989, S. 39 f.

2 Jörg Müller, a.a.O., S. 43

3 Adolf Köberle, Heilung und Hilfe, Brendow Verlag, Moers 1985, S. 128

*IV. Die leib-seelischen Zusammenhänge von Leiden, Krankheit und Tod*

1 Heinrich Giesen, Wenn man dich fragt nach Glauben und Leben, Gerd Mohn Verlagshaus, Gütersloh 1963, S. 69

2 Alfred Adler, Praxis und Theorie der Individualpsychologie, J. F. Bergmann, München 1927$^{3}$, S. 177 f.

3 Alexander Mitscherlich, Krankheit als Konflikt, Suhrkamp Verlag, Frankfurt 1967$^{2}$, S. 13

4 Heinz Ansbacher/Rowena R. Ansbacher (Hrsg.), Alfred Adlers Individualpsychologie, Ernst Reinhardt Verlag, München/Basel 1972, S. 218

5 Alfred Adler, Der Sinn des Lebens, Fischer Taschenbuch, Frankfurt 1973, S. 104 f.

6 Horst-Eberhard Richter, Patient Familie, rororo, Hamburg 1972$^{2}$, S. 21 f.

7 Marguerite und Willard Beecher, Besser leben ohne Eifersucht und Neid, Kösel Verlag, München 1973, S. 12

8 Victor Louis, Einführung in die Individualpsychologie, Paul Haupt Verlag, Bern/Stuttgart 1969, S. 55

9 Hoimar von Ditfurth in: „Hör Zu", 43/1974

*V. Glaube und Immunsystem*

1 Maria E. Lange-Emst, Unser Immunsystem, Goldmann Verlag, München 1990, S. 33 f.

2 Aus: Psychologie heute, 10/1987, S. 16

3 Dietrich Bonhoeffer, Widerstand und Ergebung, Siebenstern Taschenbuch, München/Hamburg 1964, S. 23

4 John Poppy, Esquire, 5/1989

5 James W. Pennebaker und Joan R. Susman in: Social Science + Medicine (Bd. 26, Nr. 3)

6 Norman Cousins, Der Arzt in uns selbst, Rowohlt Verlag, Hamburg 1981, S. 37 f.
7 Elisabeth Lukas, a.a.O., S. 117

*VI. Schmerzen haben einen Sinn*
1 Norman Cousins, a.a.O., S. 53 f.
2 Jörg Müller, a.a.O., S. 39 f.
3 Arthur Ernest Wilder-Smith, Der Mensch im Stress, Hänssler Verlag, Stuttgart-Neuhausen 1975, S. 47 ff.
4 Michael Nüchtern, Die Lebenskrise Krankheit im Spiegel biblischer Erfahrungen, Christliche Verlagsanstalt, Konstanz 1989, S. 31

*VII. Die Persönlichkeit des Asthmatikers*
1 Werner Zenker, Mein Kind hat Asthma, Econ Ratgeber, Düsseldorf 1984, S. 34
2 Larry Dossey, Wahre Gesundheit finden, Knaur Verlag, München 1991, S. 210
3 H. Mosak in: Technics for Behavior Change, von Arthur G. Nickelly, Springfield 1971, übersetzt von Regula Jensen

*VIII. Die Persönlichkeit des Herzinfarktgefährdeten*
1 Hrsg. Bundesminister für Jugend, Familie und Gesundheit, 15 Sekunden zum Nachdenken
2 L. Kruitoff, Herzinfarkt – verhüten und überwinden, Humboldt-Taschenbuch, München 1975, S. 29
3 L. Kruitoff, a.a.O., S. 33
4 Hans Hoff/Erwin Ringel, Aktuelle Probleme der psychosomatischen Medizin, Jolis Verlag, München 1964, S. 15
5 Hans Hoff/Erwin Ringel, a.a.O., S. 69
6 Hans Hoff/Erwin Ringel, a.a.O., S. 152
7 Heinz Ansbacher/Rowena R. Ansbacher, a.a.O., S. 288

*IX. Die Persönlichkeit des Magenkranken*
1 Eric Berne, Spiele der Erwachsenen, rororo, Hamburg 1970, S. 137
2 Eric Berne, a.a.O., S. 137 f.
3 Frederic Vester, a.a.O., S. 92 ff.
4 Bertha Sommer, Das vegetative Nervensystem und die innersekretorischen Drüsen, Berlin o. J., S. 2 f.

*XI. Krankheit als Chance*
1 S.I. McMillen, Vermeidbare Krankheiten, Aussaat Verlag, Wuppertal, 1970[3], S. 150
2 Elisabeth Kübler-Ross, Interviews mit Sterbenden, Gerd Mohn Verlag, Gütersloh 1974[2], S. 7

3 Theodor Glaser, Und ihr habt mich besucht, Claudius Verlag, München 1973, S. 33
4 S. I. McMillen, a.a.O., S. 108
5 Dale Carnegie, Sorge dich nicht, lebe!, Scherz Verlag, Bern/München $1972^{23}$, S. 34
6 Helmut Gollwitzer, Ich frage nach dem Sinn des Lebens, Kreuz Verlag, München 1974, S. 43

*XII. So, wie ich bin, bin ich gut genug*
1 Rudolf Dreikurs, Soziale Gleichwertigkeit, Klett Verlag, Stuttgart 1972, S. 216
2 Rudolf Dreikurs, a.a.O., S. 93
3 Theodor Schober, Zeitgemäße Anstöße zum Zeit-Haben, Referat anlässlich der Jahrestagung der Olga-Schwestern am 31.10.1973
4 Lucien Jerphagnon, An unerträglichen Tagen, Styra Verlag, Graz/Wien/Köln

# Stichwortverzeichnis

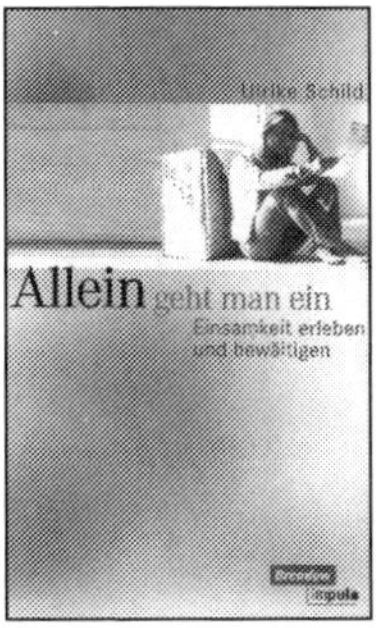


Ulrike Schild
**Allein geht man ein**
Einsamkeit erleben
und bewältigen
Taschenbuch, 64 Seiten
ISBN 3-87067-846-1

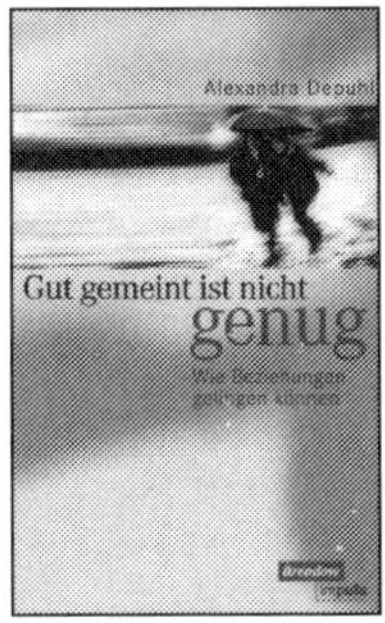


Alexandra Depuhl
**Gut gemeint ist nicht genug**
Wie Beziehungen
gelingen können
Taschenbuch, 64 Seiten
ISBN 3-87067-811-9

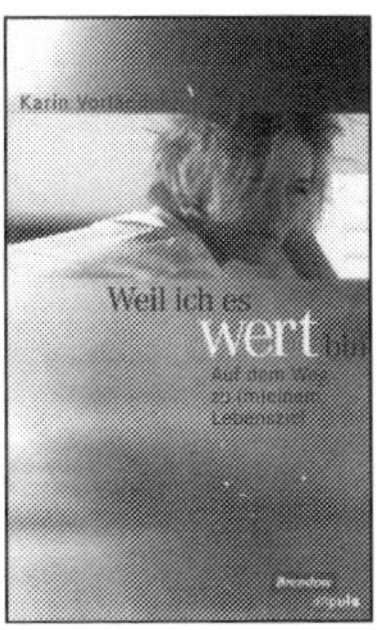


Karin Vorländer
**Weil ich es wert bin**
Auf dem Weg zu
(m)einem Lebensziel
Taschenbuch, 64 Seiten
ISBN 3-87067-847-X

Brendow
impuls

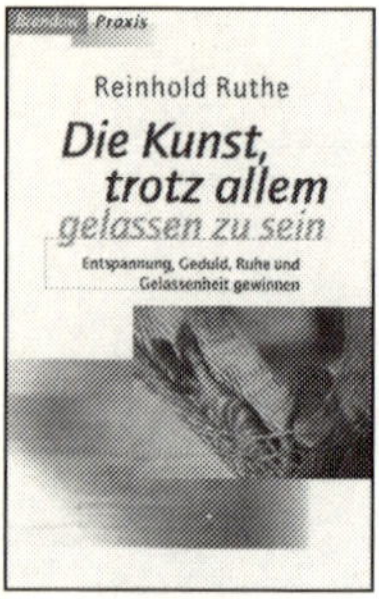


Reinhold Ruthe
**Die Kunst, trotz allem gelassen zu sein**
Entspannung, Geduld, Ruhe und Gelassenheit gewinnen
Paperback, 128 Seiten
ISBN 3-87067-835-4

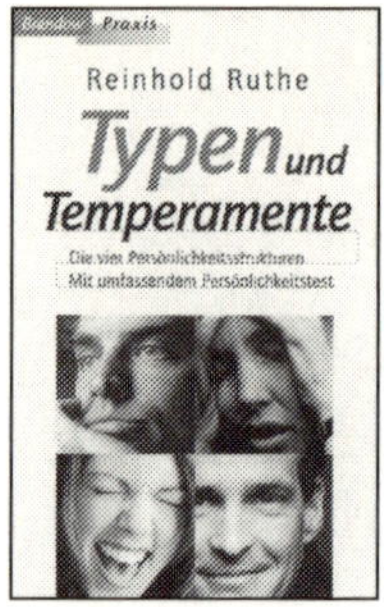


Reinhold Ruthe
**Typen und Temperamente**
Die vier Persönlichkeitsstrukturen
Paperback, 168 Seiten
ISBN 3-87067-725-2

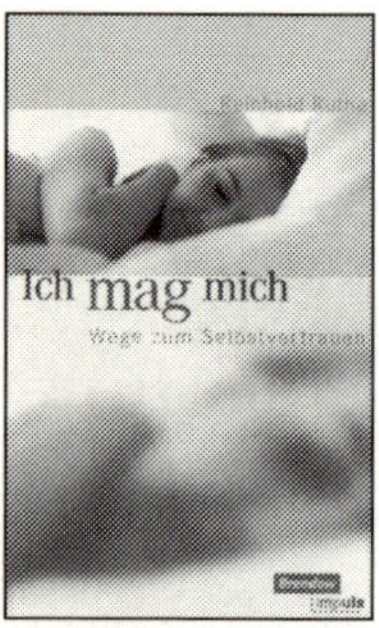


Reinhold Ruthe
**Ich mag mich**
Wege zum Selbstvertrauen
Taschenbuch, 64 Seiten
ISBN 3-87067-812-7

Brendow Praxis